新编中药学精要

张继红　刘　宇　张慧康　**编著**

中国纺织出版社有限公司

图书在版编目（CIP）数据

新编中药学精要 / 张继红，刘宇，张慧康编著 .--北京：中国纺织出版社有限公司，2020.10（2023.5 重印）
ISBN 978-7-5180-7917-9

Ⅰ. ①新… Ⅱ. ①张… ②刘… ③张… Ⅲ. ①中药学 Ⅳ. ① R28

中国版本图书馆 CIP 数据核字（2020）第 182787 号

参编者　肖靖凯　樊伟旭　乔润洁　王佩燕　李云欣　温　洁
　　　　裘金淼　赵瑞颖　李洁涵　张旭东　李冰慧　韦雯娟
　　　　顾泰然　刘　鑫　杨子洁

责任编辑：范红梅　　责任校对：高　涵
责任印制：王艳丽　　封面设计：熊　鑫

中国纺织出版社有限公司出版发行
地址：北京市朝阳区百子湾东里 A407 号楼　邮政编码：100124
销售电话：010—67004422　传真：010—87155801
http://www.c-textilep.com
中国纺织出版社天猫旗舰店
官方微博 http://weibo.com/2119887771
大厂回族自治县益利印刷有限公司印刷　各地新华书店经销
2020 年 10 月第 1 版　2023 年 5 月第 2 次印刷
开本：710×1000　1/16　印张：15.5
字数：200 千字　定价：68.00 元

凡购本书，如有缺页、倒页、脱页，由本社图书营销中心调换

目 录

解表药

桂枝	2
生姜	5
柴胡	7
菊花	9

清热药

黄连	14
金银花	17
牡丹皮	20
青蒿	23
石膏	25
栀子	27

泻下药

大黄	32
芦荟	34
巴豆霜	36

祛风湿药

川乌	40
木瓜	42
蕲蛇	44
五加皮	47

化湿药

广藿香 52
苍术 54
厚朴 56
砂仁 59

利水渗湿药

茯苓 64
车前子 67
薏苡仁 69
茵陈 71

温里药

附子 74
肉桂 76
丁香 79
花椒 81

理气药

陈皮 84
枳实 87
木香 89
沉香 92

消食药

山楂 96
麦芽 98
莱菔子 100
鸡内金 102

止血药

小蓟 106

槐花 ·· 107

三七 ·· 110

艾叶 ·· 112

活血化瘀药

川芎 ·· 116

丹参 ·· 118

郁金 ·· 121

延胡索 ·· 123

益母草 ·· 125

牛膝 ·· 128

水蛭 ·· 131

马钱子 ·· 133

五灵脂 ·· 135

化痰止咳平喘药

半夏 ·· 140

川贝母 ·· 143

桔梗 ·· 145

苦杏仁 ·· 147

旋覆花 ·· 148

平肝息风药

牡蛎 ·· 154

牛黄 ·· 156

天麻 ·· 158

全蝎 ·· 161

地龙 ·· 164

安神药

朱砂 ·· 168

酸枣仁 ·· 170

远志……173

开窍药

麝香……178
石菖蒲……180

补虚药

人参……184
黄芪……187
甘草……190
山药……193
大枣……195
当归……198
阿胶……200
熟地黄……202
白芍……204
百合……206
北沙参……207
枸杞子……209
麦冬……211
石斛……214
龟甲……216
冬虫夏草……218
鹿茸……220

收涩药

山茱萸……224
莲子……226
五味子……229

附 录

中药彩图……233

解表药

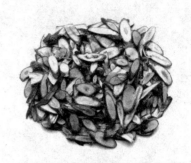

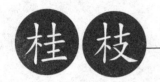

【药源解读】

本品为樟科植物肉桂的干燥嫩枝。古人因为肉桂叶子的纵脉走向形似圭（古代一种玉制礼器）而将其命名为"桂"，桂枝即为桂树的嫩枝。

【药性与功效】

味辛、甘，性温。归心、肺、膀胱经。发汗解肌，温通经脉，助阳化气，平冲降气。

【临床应用】

桂枝的特点可以归纳为"四气"，即散邪气、温经气、助阳气、降逆气。

1."散邪气"对应其"发汗解肌"的功效　近代张锡纯认为，桂枝本身并没有止汗的作用，其味辛能散，可以发散外感的风寒邪气，游走于表里之间，故能温煦卫阳，达到调和营卫的目的，营卫和而汗自止。《伤寒论》中的桂枝汤，以桂枝与芍药、炙甘草、生姜、大枣配伍，用于治疗表虚自汗，营卫不和的"太阳中风"之证。方中桂枝辛甘化阳，芍药酸苦化阴，尤在泾总结桂枝汤的功效"外证得之，为解肌和营卫，内证得

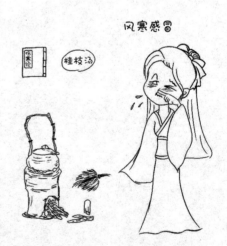

之,为化气和阴阳",故《医宗金鉴》称之为"群芳之冠"。

2."温经气"对应其"温通经脉"的功效 临床中出现诸如寒邪直中引起的脘腹冷痛、血寒引起的经闭痛经、寒湿阻滞引起的痹痛等阴寒凝滞证均可以用桂枝配伍其他温热药治疗。桂枝的辛温之性,不仅体现在外(解表),而且对于入里的沉寒痼冷也有独特的作用。如《金匮要略》中的温经汤以桂枝配伍吴茱萸、川芎等温里药和活血药,可用于冲任虚寒、瘀血阻滞引起的月经不调、宫冷不孕等症。《伤寒论》中的桂枝附子汤,以桂枝配伍附子等辛热走窜的药,可用于风寒湿痹造成的关节疼痛。

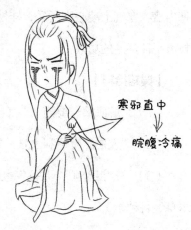

3."助阳气"对应其"助阳化气"的功效 桂枝的药性正应了《黄帝内经》中对于气味阴阳的描述——"辛甘发散为阳",所以桂枝的阳气是很足的,对于人体君火(心阳)和相火(肾阳)的补益功效是十分显著的。《伤寒论》中的复脉汤(炙甘草汤)以桂枝辅助炙甘草益气复脉,同时配伍滋养阴血之药,可用于心阳不足,气虚血少引起的心悸气短、脉结代等症。五苓散以桂枝配伍茯苓、泽泻等利水药同用,桂枝主要起温肾阳以助膀胱气化的作用,用于肾气不足,膀胱气化不利造成的水肿、小便不利等膀胱蓄水证。

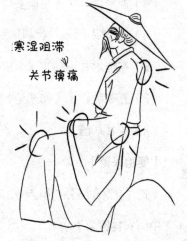

4."降逆气"主要体现在桂枝有治疗"奔豚气"的功效 "奔豚气"由下焦阴

寒内盛，寒气上凌心胸所致，桂枝加桂汤在桂枝汤的基础上增加桂枝的用量，取桂枝可平冲降逆的功效。

【典籍拾粹】

（1）"解肌第一要药。"（《本草求真》）

（2）"入血脉有通利之妙。"（《本草约言》）

（3）"性温补阳，而香气最烈，则不专于补，而又能驱逐阴邪。"（《神农本草经百种录》）

【名方概览】

（1）麻黄汤。（《伤寒论》）

（2）桂枝汤。（《伤寒论》）

（3）枳实薤白桂枝汤。（《金匮要略》）

（4）温经汤。（《金匮要略》）

（5）桂枝附子汤。（《伤寒论》）

（6）苓桂术甘汤。（《金匮要略》）

（7）五苓散。（《伤寒论》）

（8）炙甘草汤。

【便验采菁】

（1）治疗低血压：用桂枝、肉桂各40g，甘草20g，混合煎煮3次，当茶饮服。（《中国农村医学》）

（2）治疗面神经麻痹：桂枝30g，赤芍15g，防风25g，煎水趁热擦洗面部，每次20分钟，每日2次，以局部皮肤潮红为度。（《湖南中医杂志》）

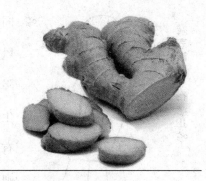

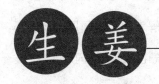

【药源解读】

本品为姜科植物姜的新鲜根茎。姜又名"薑",因其能疆御百邪,所以称之为"薑"。《神农本草经》最早记载的是干姜,并未单独记载生姜,而在干姜项下有"生者尤良"的记述。

《名医别录》开始分别记载生姜和干姜。后世一般认为姜芽栽种后发育成的新鲜块茎为生姜,生姜栽种后发育成的块茎干燥后为干姜。

《医学衷中参西录·药物》记载:将鲜姜种于地中,秋后剖出后去皮晒干为干姜;将姜上所生之芽种于地中,秋后剖出其当年所生之姜为生姜。是以干姜为母姜,生姜为子姜,干姜老而生姜嫩也。生姜系嫩姜,其味之辛,性之温,皆亚于干姜,而所具生发之气则优于干姜,故能透表发汗。

【药性与功效】

味辛,性微温。归肺、脾、胃经。解表散寒,化痰止咳,温中止呕,解鱼蟹毒。

【临床应用】

1.解表散寒,化痰止咳　因生姜辛温,且归肺经,而肺主一身之表,故生姜可以治疗外感风寒。生姜性微温,祛风散寒作用较弱,只适用于风寒初起的轻证,可煎水单用或与红糖合用,扶正祛邪,或与葱白合用,增强辛散温通之力。生姜在临床上更多是以佐使药应用,配伍桂枝、羌活等发散风寒药物,以增强辛散温通之力,

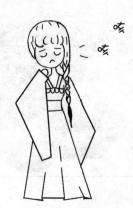

解表散寒，化痰止咳

同时可以和胃止呕。生姜温肺散寒，可治疗由于风寒袭肺，肺的肃降功能失常，通调水道的能力降低，导致的水液代谢障碍，造成的痰饮、咳嗽。生姜对于寒痰咳嗽，无论有无外感表邪，均可选用。有表邪可与麻黄等辛温解表的药物同用，无表邪则可与陈皮、半夏等理气化痰的药物同用。

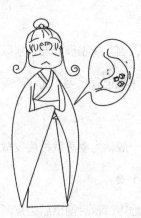

温中止呕

2. **温中止呕** 生姜色黄，与脏腑中的脾胃相对应。性味辛温，故能温中散寒。一方面可以治疗由于脾胃虚寒或寒邪内侵造成的脾胃运化功能下降，表现为脘腹冷痛、食少便溏。寒邪较重者，可与高良姜、胡椒等温里散寒的药物同用；脾胃虚寒者，可与人参、白术等补脾益气药物同用。另一方面可以治疗由于胃寒造成胃通降功能失常而引起的呕吐。可单用或与高良姜、白豆蔻等温胃止呕的药物同用。此外，生姜随证配伍也可以治疗胃寒以外其他原因引起的呕吐。配伍黄连、竹茹等清热药物，可以治疗胃热呕吐；配伍半夏等化痰药物，可以治疗痰饮呕吐。半夏、竹茹等止呕药经姜汁炮制后，可增强止呕作用。黄连等苦寒药物经姜汁炮制后，可减弱寒性。

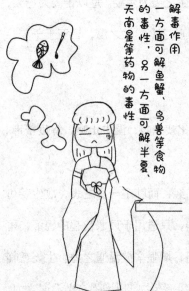

解毒作用：一方面可解鱼蟹、鸟兽等食物的毒性，另一方面可解半夏、天南星等药物的毒性

3. **解毒作用** 生姜解毒作用主要表现在两方面：一方面是可解鱼蟹、鸟兽等食物的毒性，中医认为鱼蟹属于寒凉之物，而生姜辛温，故能解鱼蟹之毒。另一方面是可解半夏、天南星等药物

的毒性。这在中药配伍的"七情"中属于相畏相杀。半夏、天南星畏生姜,生姜杀半夏、天南星。半夏和天南星等药物一般都会与生姜合用,或用姜汁炮制以解毒。

【典籍拾粹】

(1)"凡早行山行,宜含一块,不犯雾露清湿之气及山岚不正之邪。"(《本草纲目》)

(2)"凡呕者多食生姜,此是呕家圣药。"(《备急千金要方》)

(3)"豁痰利窍。"(《药品化义》)

【名方概览】

(1)小半夏汤。(《金匮要略》)

(2)三拗汤。(《太平惠民和剂局方》)

【便验采菁】

(1)治疗(手术后)尿潴留:以生姜为主制剂在病人耻骨联合周围部位涂擦,擦后用手在用药部位轻轻按摩数下。(《中国医药学杂志》)

(2)治疗男子不育:生姜50g,当归45g,瘦羊肉120g,以水2000mL煎成500~750mL药液,分4次服。(《山东中医杂志》)

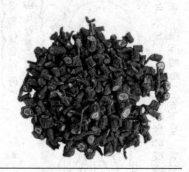

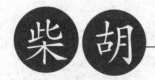

【药源解读】

本品为伞形科植物柴胡或狭叶柴胡的干燥根。按性状不同,分别习称"北柴胡"

和"南柴胡"。柴胡始载于《神农本草经》，又名"地熏""茈胡"。据《本草纲目》记载，柴胡嫩苗可以做蔬菜食用，又名芸蒿、山菜。老苗可以做柴烧，故其根入药叫"柴胡"。

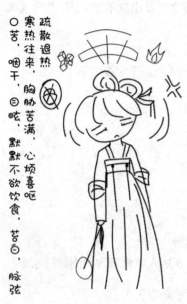

【药性与功效】

味辛、苦，性微寒。归肝、胆、肺经。疏散退热，疏肝解郁，升举阳气，清胆截疟。

【功能主治】

1. 少阳证，外感发热　本品善于疏散少阳半表半里之邪，为治疗少阳证之要药，常与黄芩、半夏同用；治疗外感发热，可与葛根、黄芩同用。

2. 肝郁气滞，胸胁疼痛，月经不调　本品善条达肝气而疏肝解郁，调经止痛，常与当归、白芍同用；治胸胁疼痛，可与香附、川芎同用。

3. 气虚下陷，脏器下垂　本品长于升举脾胃清阳之气而举陷，治疗前述病证，可与升麻、黄芪同用。

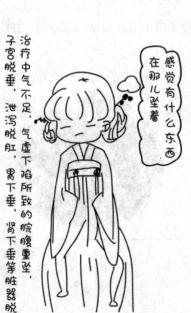

4. 疟疾　本品有清胆退热截疟作用，可与黄芩、常山、草果同用。

【典籍拾粹】

（1）"行经于表里阴阳之间，奏效于寒热往来之会。"（《长沙药解》）

（2）"凡病肝郁愤闷不平者，服之最灵。"（《本草汇言》）

（3）"清气之陷于阴分者，举而升之，使

返其宅,而中气自振。"(《本草正义》)

【名方概览】

(1)正柴胡饮。(《景岳全书》)

(2)柴葛解肌汤。(《伤寒六书》)

(3)小柴胡汤。(《伤寒论》)

(4)柴胡疏肝散。(《景岳全书》)

(5)逍遥散。(《太平惠民和剂局方》)

(6)补中益气汤。(《脾胃论》)

【便验采菁】

(1)治疗单纯病毒性角膜炎:用柴胡注射液滴眼,球结膜下注射及与肌内注射同时采用。(《常用中草药新用途手册》)

(2)治疗疣:柴胡注射液2mL,肌肉注射,每日1次,连续20天为1疗程。(《新医药学杂志》)

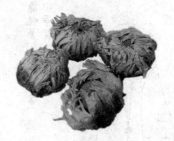

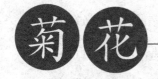

菊花

【药源解读】

本品为菊科植物菊的干燥头状花序。主产于浙江、安徽、河南等省,四川、河北、山东等省亦产,多为栽培植物。9～11月花盛开时分批采收,阴干或焙干,或熏、蒸后晒干。生用。药材按产地和加工方法的不同,分为"亳菊""滁菊""贡菊""杭菊"等，以亳菊和滁菊品质最优。由于花的颜色不同，又有黄菊花和白菊花之分。

【药性与功效】

味辛、甘、苦，性微寒。归肺、肝经。疏散风热，平抑肝阳，清肝明目，清热解毒。

【临床应用】

1. 风热感冒，温病初起　本品味辛疏散，体轻达表，气清上浮，微寒清热，功能疏散肺经风热，但发散表邪之力不强。常用治风热感冒，或温病初起，温邪犯肺，发热、头痛、咳嗽等症，每与性能、功用相似的桑叶相须为用，并常配伍连翘、薄荷、桔梗。

2. 肝阳上亢　本品性寒，入肝经，能清肝热、平肝阳，常用治肝阳上亢，头痛眩晕，每与石决明、珍珠母、白芍等平肝潜阳药同用。若肝火上攻而眩晕、头痛，以及肝经热盛、热极动风者，可与羚羊角、钩藤、桑叶等清肝热、息肝风药同用。

3. 目赤昏花　本品辛散苦泄，微寒清热，入肝经，既能疏散肝经风热，又能清泄肝热以明目，故可用治肝经风热，或肝火上攻所致目赤肿痛。治疗前者常与蝉蜕、木贼、白僵蚕等疏散风热明目药配伍，治疗后者可与石决明、决明子、夏枯草等清肝明目药同用。

4. 疮痈肿毒　本品味苦性微寒，能清热解毒，

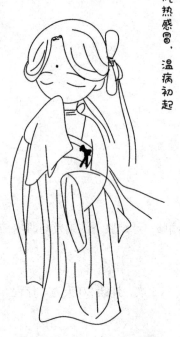

可用治疮痈肿毒，常与金银花、生甘草同用。因其清热解毒、消散痈肿之力不及野菊花，故临床较野菊花少用。

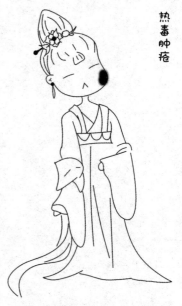

热毒肿疮

【典籍拾粹】

（1）"主诸风头眩、肿痛，目欲脱，泪出，皮肤死肌，恶风湿痹，利血气。"（《神农本草经》）

（2）"去翳膜，明目。"（《用药心法》）

（3）"专入阳分。治诸风头眩，解酒毒疔肿。""黄茶菊：明目祛风，搜肝气，治头晕目眩，益血润容，入血分；白茶菊，通肺气，止咳逆，清三焦郁火，疗肌热，入气分。"（《本草纲目拾遗》）

【名方概览】

（1）桑菊饮。（《温病条辨》）

（2）羚角钩藤汤。（《通俗伤寒论》）

（3）杞菊地黄丸。（《医级》）

【便验采菁】

（1）以玄参2g、麦冬2g、桔梗2g、菊花1g、甘草0.5g等组成玄菊甘草茶，治疗慢性咽炎，热水冲泡饮用，1次1包，每日2~3次，10天为1疗程。（《广州医药》）

（2）以菊黄汤（菊花4g，黄连2g，金银花3g，连翘4g，栀子2g，荆芥3g，甘草4g）加减治疗新生儿黄疸。湿热重者加茵陈、车前子、茯苓；口唇干燥者加麦冬、沙参；夜啼者加钩藤、蝉蜕；呕吐者加法半夏。用法：煎服，每日1剂，3剂为1疗程。（《现代诊断与治疗》）

清热药

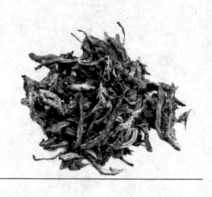

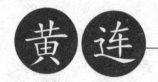

【药源解读】

本品为毛茛科植物黄连、三角叶黄连或云连的干燥根茎。

【药性与功效】

味苦,性寒。归心、脾、胃、胆、大肠经。清热燥湿,泻火解毒。

【临床应用】

1. 湿热痞满,呕吐,泻痢　本品大苦大寒,清热燥湿之力胜于黄芩,尤长于清泄中焦脾胃、大肠湿热,常用于治疗湿热泻痢、呕吐,尤为治泻痢要药。症轻者,单用有效;或与黄柏、秦皮、白头翁同用;若配木香,可以治疗湿热泻痢,腹痛,里急后重;若与白芍、木香、槟榔等同用,可用治湿热泻痢,下痢脓血;治湿热下痢脓血日久,可与椿根白皮、乌梅等同用;若与葛根、黄芩等同用,能治疗湿热泻痢兼表证发热者。

治疗湿热蕴结脾胃,胸腹痞满,呕吐泄泻,常与厚朴、石菖蒲、半夏等燥湿行气药同用;或与黄芩、半夏、干姜等同用。

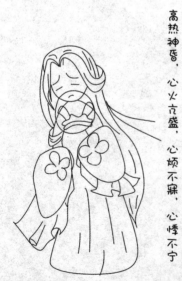

高热神昏、心火亢盛、心烦不寐、心悸不宁

2. 高热神昏,心火亢盛,心烦不寐,心悸不宁　本品清热泻火力强,尤善清心火,对心经热盛所致多种病证均有较好疗效。治热病扰心，高热烦躁，甚则神昏谵语，常与连翘、牛黄等同用；治心火亢盛，心烦失眠，常与朱砂、生甘草同用；若配白芍、阿胶等滋阴养血之品，可用治心火亢盛，热盛耗伤阴血之虚烦失眠，心悸怔忡；若配肉桂，可治心火上炎，心肾不交之怔忡不寐。

3. **血热吐衄** 本品苦寒清泄，善于清热泻火解毒，治疗邪火内炽，迫血妄行之吐血衄血，常与大黄、黄芩同用。

4. **胃热呕吐吞酸、消渴，胃火牙痛** 本品善于清泄胃火。治疗胃热呕吐，常与半夏、竹茹、橘皮同用；若与吴茱萸同用，可治疗肝火犯胃，呕吐吞酸。治胃热炽盛，消谷善饥，烦渴多饮之消渴证，常与麦冬、芦根、天花粉同用；治胃火上攻，牙龈肿痛，常与生地、升麻、牡丹皮等同用。

5. **痈肿疔疮，目赤肿痛，口舌生疮** 本品既能清热燥湿，又能泻火解毒，尤善疗疔毒。用治痈肿疔毒，多与黄芩、黄柏、栀子同用，外用可与黄柏、栀子等配伍。治目赤肿痛，赤脉胬肉，可与青葙子、决明子等同用。若心火上炎，口舌生疮或心热下移小肠之心烦、口疮、小便淋沥涩痛，常与栀子、竹叶等药同用。

6. **湿疹湿疮，耳道流脓** 本品有清热燥湿、泻火解毒之功，以之制为软膏外敷，可治皮肤湿疹、湿疮。取之浸汁涂患处，可治耳道流脓；煎汁滴眼，可治眼目红肿。

历代名家眼中的黄连

元素曰：黄连性寒味苦，气味俱厚，可升可降，阴中阳也，入手少阴经。其用有六：泻心脏火，一也；去中焦湿热，二也；诸疮必用，三也；去风湿，四也；赤眼暴发，五也；止中部见血，六也。张仲景治九种心下痞，五等泻心汤，皆用之。

成无己曰：苦入心，寒胜热，黄连、大黄之苦寒，以导心下之虚热。蛔得甘则动，得苦则安，黄连、黄柏之苦，以安蛔也。

好古曰：黄连苦燥，苦入心，火就燥。泻心者，其实泻脾也，实则泻其子也。

震亨曰：黄连，去中焦湿热而泻心火。若脾胃气虚，不能转运者，则以茯苓、黄芩代之。以猪胆汁拌炒，佐以龙胆草，则大泻肝胆之火。下痢胃热噤口者，用黄连、人参煎汤，终日呷之，如吐再强饮，但得一呷下咽便好。

刘完素曰：古方以黄连为治痢之最。盖治痢惟宜辛苦寒药，辛能发散，开通郁结，苦能燥湿，寒能胜热，使气宣平而已。诸苦寒药多泄，惟黄连、黄柏性冷而燥，能降火去湿而止泻痢，故治痢以之为君。

【典籍拾粹】

（1）"能泄降一切有余之湿火。"（《本草正义》）

（2）"尤为治痢之最。"（《本草集要》）

（3）"解诸般热毒秽毒及肿毒疮疡。"（《药鉴》）

【名方概览】

（1）半夏泻心汤。（《伤寒论》）

（2）左金丸。（《丹溪心法》）

（3）香连丸。（《兵部手集方》）

（4）葛根黄芩黄连汤。（《伤寒论》）

（5）黄连解毒汤。（《外台秘要》）

（6）黄连阿胶汤。（《伤寒论》）

（7）交泰丸。（《韩氏医通》）

（8）黄连汤。（《普济方》）

【便验采菁】

（1）治疗大叶性肺炎：黄连粉内服，每次0.6g，每日4～6次。（《中华内科》）

（2）治疗湿疹：黄连粉1份加蓖麻油3份，调成混悬液涂患处。（《中药大辞典》）

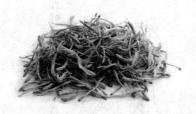

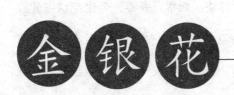

【药源解读】

本品为忍冬科植物忍冬、红腺忍冬、山银花（毛萼忍冬）或毛花柱忍冬的干燥花蕾或初开的花。金银花又名忍冬，为忍冬科多年生半常绿缠绕木质藤本植物。"金银花"一名出自《本草纲目》，金银花，微香，蒂带红色，花初开色白，经一二日则色黄，故名金银花。又因为一蒂二花，两条花蕊探在外，成双成对，形影不离，状如雄雌相伴，又似鸳鸯对舞，因此有鸳鸯藤之称。

金银花在我国已有2200多年栽植史。早在秦汉时期的中药学专著《神农本草经》中，就载有忍冬，称其"凌冬不凋"；金代诗人段克诗曰："有藤鹭鸶藤，天生非人有，金花间银蕊，苍翠自成簇。"

《本草新编》中记载：金银花无经不入，而其专入之经，尤在肾、胃二经。痈毒，止阴、阳之二种，阳即胃，而阴即肾。阳变阴者，即胃之毒入于肾也；阴变阳者，即肾之毒入于胃也。消毒之品，非专泻阳明胃经之毒，即专泻少阴肾经之毒。

欲既消胃毒，而又消肾毒之药，舍金银花，实无第二品也。金银花消胃中之毒，必不使毒再入于肾脏；消肾中之毒，必不使毒重流于胃腑。盖金银花能先事而消弭，复能临事而攻突，更善终事而收敛也。

【药性与功效】

味甘，性寒。归肺、心、胃经。清热解毒，凉散风热。

【临床应用】

用于痈肿疔疮，喉痹，丹毒，热毒血痢，风热感冒，温病发热。

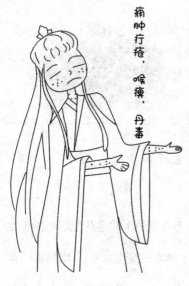

1. 痈肿疔疮，喉痹，丹毒　金银花自古就被誉为清热解毒的良药，它性甘寒气芳香，甘寒清热而不伤胃，芳香透达又可祛邪。金银花既能宣散风热，还善清解血毒，可用于各种热性病，如身热、发疹、发斑、咽喉疼痛等，均效果显著。本品甘寒，清热解毒，消散痈肿力强，为治热毒疮痛之要药，适用于各种热毒重盛之外病内痈，喉病，丹毒。治疗疮痈肿毒，坚硬根深者，常与野菊花、蒲公英等同用；治肠病腹痛，常与红藤、败酱草、当归等同用；治疗肺痈咳吐脓血，常与鱼腥草、芦根、薏苡仁等同用；治咽喉肿痛，可与板蓝根、山豆根、马勃等同用。治血热毒盛，丹毒红肿者，可与大青叶、板蓝根、紫花地丁等配伍。

2. 风热感冒，温病发热　本品甘寒质轻，芳香疏透，既能清热解毒，又能疏散风热，适用于外感风热，温热病。治温病初起，身热头痛，咽痛口渴，常与连翘、薄荷、牛蒡子等同用；治温病气分实热证，壮热烦渴，可与石膏、知母等药同用；本品与生地黄、玄参等药配伍，可治热入营分，身热夜甚，神烦少寐，有透营转气之功；治热入血分，高热神昏，斑疹吐衄等，常与连翘、生地黄等配伍。且本品兼能清解暑热，煎汤代茶饮，或用金银花露，或与鲜扁豆花、鲜荷叶等同用，治外感暑热。

3. 热毒血痢 本品性寒，有清热解毒，凉血止痢之效，故可治热毒痢疾，下痢脓血，单用浓煎服，或与黄连、黄芩、白头翁等同用，以增强止痢效果。

【典籍拾粹】

（1）"疮疡必用金银花。"（《本草新编》）

（2）"外科治毒通行要剂。"（《本草求真》）

（3）"暑月以之代茶，饲小儿无疮毒，尤能散暑。"（《本草纲目拾遗》）

【名方概览】

（1）仙方活命饮。（《校注妇人良方》）

（2）五味消毒饮。（《医宗金鉴》）

（3）银翘散。（《温病条辨》）

（4）清营汤。（《温病条辨》）

（5）新加香薷饮。（《温病条辨》）

【便验采菁】

（1）治疗慢性肠炎：金银花炒黄研细末，罂粟壳10g，水煎冲服银花末，每次10g，每日3次。（《新中医》）

（2）治疗高血压：金银花、菊花各25～30g，开水浸泡代茶饮，冲饮2次后弃换。（《新医药杂志》）

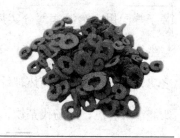

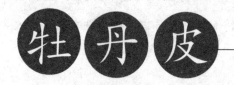

【药源解读】

本品为毛茛科植物牡丹的干燥根皮。

【药性与功效】

味苦、辛,性微寒。归心、肝、肾经。清热凉血,活血化瘀。

【临床应用】

1. **热入营血,温毒发斑,血热吐衄**　性苦寒,入心肝血分,善于清解营血分实热。治疗温病热入营血,迫血妄行所致发斑、吐血、衄血,常与水牛角、生地黄、赤芍等同用;治温毒发斑,可配伍栀子、大黄、黄芩等药;若治疗血热吐衄,又常与大黄、大蓟、茜草根等药同用。

2. **温邪伤阴,阴虚发热,夜热早凉,无汗骨蒸**　本品性味苦辛寒,入血分而善于清透阴分伏热,是用来治疗无汗骨蒸之要药。治疗温病后期,邪伏阴分,夜热早凉,热退无汗者,常配鳖甲、知母、生地黄等药;若阴虚内热,无汗骨蒸者,常与生地黄、麦冬等药同用。

3. **血滞经闭痛经,跌仆伤痛**　本品辛行苦泄,有活血祛瘀之功。治疗血滞经闭、痛经,可配桃仁、川芎、桂枝等药;治疗跌仆伤痛,可与红花、乳香、没药等同用。《日华子本草》记录:"除邪气,悦色,通关腠血脉,排脓,通月经,消仆损瘀血,续筋骨,除风痹,落胎下胞,产后一切冷热血气。"

4. 痈肿疮毒 本品苦寒，清热凉血之中，善于散瘀消痈。治疗热毒痈肿疮毒，可配大黄、白芷、甘草等药同用；若配大黄、桃仁、芒硝等药，能治疗瘀热互结之肠痈初起。

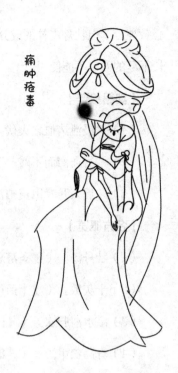
痈肿疮毒

关于配伍应用：

（1）配赤芍：二药皆有凉血清热、活血散瘀的作用。赤芍偏清肝经之火，活血散瘀作用较佳，善治脉中瘀滞；丹皮偏泻心经之火，长于清热凉血，善治血中结热，二药合用，凉血活血之力倍增，宜用于温热病中热入营血、血热妄行之吐血、衄血、尿血、月经过多、皮肤发斑等血证。

（2）配生地：生地甘寒多汁，凉中又具养阴之力；丹皮辛苦微寒，清热中有散血之功，二药相须合用，发挥协同作用以加强药力，提高疗效，使凉血而兼散瘀，清热又可宁络，并有一定的养阴之力。临床主要用于温热之邪入于营血，出现高热、舌绛口渴、身发斑疹以及血热妄行、吐血、衄血等。

（3）配地骨皮：地骨皮性寒，味甘而淡，善清阴中虚热，益阴而退有汗之骨蒸；丹皮性寒，味苦而兼辛，善透泄血中伏热，凉血而除无汗之骨蒸，二药合用，可加强退热除蒸作用，故凡阴虚血热所致的午后潮热、两颧发红、手足心热、骨蒸烦躁等，无论有汗无汗，皆可用之。

牡丹皮色赤利血下行，兼有补气的功效。牡丹皮能泻阴中之火，令火退而阴生，因此入足少阴肾经，并兼滋补的功用。相较于黄柏，牡丹皮"不啻霄壤矣"。张元素有一句名言："丹皮治无汗之骨蒸，地骨皮治有汗之骨蒸。"《本草新编》中记载："神不足者手少阴心，志不足者足少阴肾。"张仲景治疗神志不足时，在肾气丸中用丹皮补神。（《黄帝内经》认为：水之精为志，故肾藏志。火之精为神，故心藏神。）但牡丹皮补的成分较少，而通泄的性质为多数，因而虚寒血崩、经行延长不尽的人，不能使用。

【典籍拾粹】

（1）"最泄诸血之火伏。"（《本草易读》）

（2）"行血滞而不峻。"（《本草正》）

（3）"后人乃专以黄柏治相火，不知牡丹之功更胜也。"（《本草纲目》）

【名方概览】

（1）牡丹汤。（《圣济总录》）

（2）十灰散。（《十药神书》）

（3）滋水清肝饮。（《医宗己任编》）

（4）青蒿鳖甲汤。（《温病条辨》）

（5）桂枝茯苓丸。（《金匮要略》）

（6）牡丹皮散。（《证治准绳》）

（7）大黄牡丹皮汤。（《金匮要略》）

【便验采菁】

（1）治疗过敏性鼻炎：牡丹皮1500g，清水浸泡约1天，蒸馏成2000mL，使成乳白色液，而后滴鼻，每日3次。（《湖南医药杂志》）

（2）治疗湿疹：用牡丹皮加工提取5%丹皮酚霜，外涂皮损处，每日2次。（《中医杂志》）

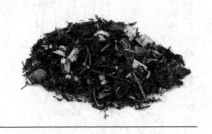

青蒿

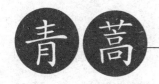

【药源解读】

本品为菊科植物黄花蒿的干燥地上部分。我国大部地区均有分布。夏秋季花将开时采割，除去老茎。鲜用或阴干，切段生用。

【药性与功效】

味苦、辛，性寒。归肝、胆经。清透虚热，凉血除蒸，解暑截疟。

【临床应用】

1. 温邪伤阴，夜热早凉　本品苦寒清热，辛香透散，长于清透阴分伏热，故可用治温病后期，余热未清，邪伏阴分，伤阴劫液，夜热早凉，热退无汗，或热病后低热不退等，常与鳖甲、知母、丹皮、生地等同用。

2. 阴虚发热，劳热骨蒸　本品苦寒，入肝走血，具有清退虚热、凉血除蒸的作用。用治阴虚发热，骨蒸劳热，潮热盗汗，五心烦热，舌红少苔，常与银柴胡、胡黄连、知母、鳖甲等同用。

3. 暑热外感，发热口渴　本品苦寒清热，芳香而散，善解暑热，故可用治外感暑热，头昏头痛，发热口渴等症，常与连翘、滑石、西瓜翠衣等同用。

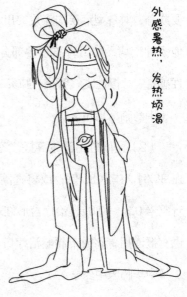

外感暑热，发热烦渴

4. 疟疾寒热　本品辛寒芳香，主入肝胆，截疟之功甚强，尤善除疟疾寒热，为治疗疟疾之良药。如《肘后备急方》单用较大剂量鲜品捣汁服，或随证配伍黄芩、滑石、青黛、通草等同用。

【典籍拾粹】

（1）"治疟疾寒热。"（《本草纲目》）

（2）"退暑热。"（《本草新编》）

（3）"清血中湿热，治黄疸及郁火不舒之证。"（《医林纂要》）

【名方概览】

（1）清骨散。（《证治准绳》）

（2）清凉涤暑汤。（《时病论》）

（3）蒿芩清胆汤。（《通俗伤寒论》）

【便验采菁】

（1）据报道，青蒿及其制剂是治疗疟疾的常用药，其所含青蒿素是抗疟的主要成分，对各型疟疾均疗效突出，且速效、低毒，临床治愈率高。同时还可用于其他多种疾病，如用青蒿水溶部分制成片剂，每片相当生药 1.5g，治疗感冒、流行性感冒、急慢性支气管炎、肺炎、尿道感染等所致高热 44 例，有效率在 80% 以上。（《中药临床新用》）

（2）民间常用鲜青蒿搓烂塞鼻，或用蒸馏法将鲜青蒿制成滴鼻剂，治疗鼻出血 36 例，痊愈 36 例；或将青蒿研末炼蜜为丸 36～54g（生药量），或直接服用青蒿素 0.3～0.6g，治疗盘形红斑狼疮 21 例，缓解或基本缓解 12 例，有效 6 例；也有报道用青蒿或青蒿醚治疗口腔黏膜扁平苔藓 30 例，显效 14 例，好转 11 例。（《中华临床中药学》）

清热药

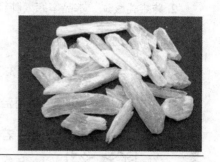

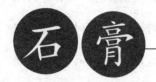

【药源解读】

本品为硫酸盐类矿物硬石膏族石膏，主要为含水硫酸钙。主产于湖北、甘肃、四川、安徽等地，以湖北应城产者最佳。全年可采。采挖后，除去泥沙及杂石，研细生用或煅用。

【药性与功效】

味甘、辛，性大寒。归肺、胃经。生用：清热泻火，除烦止渴；煅用：敛疮生肌，收湿止血。

【临床应用】

1. 温病气分实热证　本品性味辛甘寒，性寒清热泻火，辛寒解肌透热，甘寒清胃热、除烦渴，为清泻肺胃气分实热之要药。治温热病气分实热，症见壮热、烦渴、汗出、脉洪大者，常与知母相须为用。本品善清泻气分实热，若配清热凉血之玄参等，可治温病气血两燔，症见神昏谵语、发斑。本品既能清热泻火、除烦止渴，又能祛暑，配益气养阴之人参、麦冬等，可用治暑热初起，伤气耗阴或热病后期，余热未尽，气津两亏，症见身热、心烦、口渴。

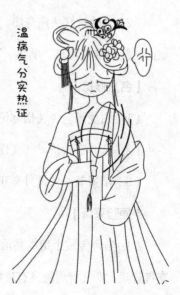

温病气分实热证

2.肺热喘咳证　本品辛寒入肺经，善清肺经实热，配止咳平喘之麻黄、杏仁等，可治肺热喘咳、发热口渴。

3.胃火牙痛、头痛、消渴证　本品功能清泻胃火，可用治胃火上攻之牙龈肿痛，常配黄连、升麻等药同用；若治胃火头痛，可配川芎用，如石膏川芎汤。取本品清泻胃热，配知母、生地黄、麦冬等，用治胃热上蒸、耗伤津液之消渴证。

4.溃疡不敛、湿疹瘙痒、水火烫伤、外伤出血　本品火煅外用，有敛疮生肌、收湿、止血等作用。用治溃疡不敛，可配红粉研末置患处，如九一散；用治湿疹瘙痒，可配枯矾用；用治湿疮肿痒，可配黄柏研末外掺；若治水火烫伤，可配青黛用。

水火烫伤，疮疡溃后久不愈合以及外伤出血

【典籍拾粹】

（1）"主中风寒热，心下逆气，惊喘，口干舌焦，不能息……产乳，金疮。"（《神农本草经》）

（2）"除时气头痛身热，三焦大热，皮肤热，肠胃中膈热，解肌发汗；止消渴烦逆，腹胀暴气喘息，咽热。"（《名医别录》）

【名方概览】

（1）白虎汤。（《伤寒论》）

（2）竹叶石膏汤。（《伤寒论》）

（3）清胃散。（《外科正宗》）

【便验采菁】

（1）结合传统上用本品治疗肺热咳嗽的经验，用石膏配知母煎服，治急性肺炎、支气管炎、支气管周围炎有良效。据报道，用石膏120g，麻黄、桂枝各30g，研末，

水煎多次分服，治疗发热病200例，有效181例。(《新中医》)

（2）用麻杏石甘汤治疗皮肤划痕症42例，获显著效果。(《临床皮肤科杂志》)

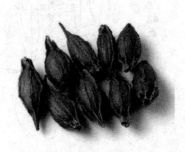

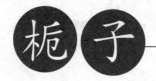

栀子

【药源解读】

本品为茜草科植物栀子的干燥成熟果实。产于长江以南各省。9～11月果实成熟显红黄色时采收。生用、炒焦或炒炭用。

【药性与功效】

味苦，性寒。归心、肺、三焦经。泻火除烦，清热利湿，凉血解毒。焦栀子：凉血止血。

【临床应用】

1. 热病心烦　本品苦寒清降，能清泻三焦火邪、泻心火而除烦，为治热病心烦、躁扰不宁之要药，可与淡豆豉同用；若配黄芩、黄连、黄柏等，可用治热病火毒炽盛，三焦俱热而见高热烦躁、神昏谵语。

2. 湿热黄疸　本品有清利下焦肝胆湿热之功效，可用治肝胆湿热郁蒸之黄疸、小便短赤者，常配茵陈、大黄等药同用。

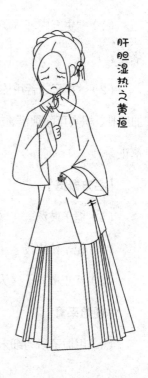

肝胆湿热之黄疸

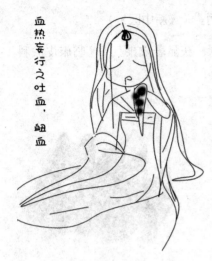

3. 血淋涩痛　本品善清利下焦湿热而通淋，清热凉血以止血，故可治血淋涩痛或热淋证，常配木通、车前子、滑石等药同用。

4. 血热吐衄　本品功能清热凉血，可用治血热妄行之吐血、衄血等证，本品若配黄芩、黄连、黄柏用，可治三焦火盛迫血妄行之吐血、衄血。

5. 目赤肿痛　本品清泻三焦热邪，可治肝胆火热上攻之目赤肿痛，常配大黄同用。

6. 火毒疮疡　本品功能清热泻火、凉血解毒，可用治火毒疮疡、红肿热痛，常配金银花、连翘、蒲公英用；或配白芷以助消肿。

焦栀子凉血止血，用于血热吐血、衄血、尿血、崩漏。

【典籍拾粹】

（1）"主五内邪气，胃中热气，面赤酒疱皶鼻，白癞赤癞疮疡。"（《神农本草经》）

（2）"栀子，若用佐使，治有不同：加茵陈除湿热黄疸，加豆豉除心火烦躁，加厚朴、枳实可除烦满，加生姜、陈皮可除呕哕，同元胡破热滞瘀血腹痛。"（《本草正》）

【名方概览】

（1）栀子豉汤。（《伤寒论》）

（2）栀子柏皮汤。（《金匮要略》）

（3）八正散。（《太平惠民和剂局方》）

【便验采菁】

（1）用栀子研为细末，鸡蛋清、面粉、白酒各适量，共调成糊状，贴扭伤部位，

治疗闭合性软组织损伤 300 例,经 1 次治疗痊愈者 298 例。(《四川中医》)

(2)用栀子 40～60g,煎汤顿服,治疗羊踯躅中毒 3 例,均获痊愈。(《四川中医》)

泻下药

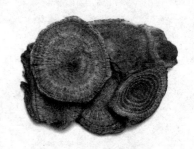

大黄

【药源解读】

本品为蓼科植物掌叶大黄、唐古特大黄或药用大黄的干燥根及根茎。掌叶大黄和唐古特大黄药材称北大黄,主产于青海、甘肃等地。药用大黄药材称南大黄,主产于四川。大黄于秋末茎叶枯萎或次春发芽前采挖,除去须根,刮去外皮切块干燥,生用或酒炒、酒蒸、炒炭用。

【药性与功效】

味苦,性寒。归脾、胃、大肠、肝、心包经。泻下攻积,清热泻火,凉血解毒,逐瘀通经。

【临床应用】

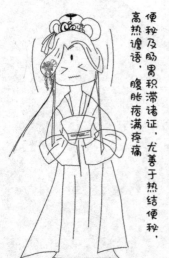

便秘及肠胃积滞诸证,尤善于热结便秘、高热谵语、腹胀痞满疼痛

1. **积滞便秘** 本品有较强的泻下作用,能荡涤肠胃,推陈致新,为治疗积滞便秘之要药。又因其苦寒沉降,善能泄热,故实热便秘尤为适宜。热结而气血不足者,配人参、当归等药;热结津伤者,配麦冬、生地、玄参;脾阳不足,冷积便秘,须与附子、干姜等配伍。

2. **血热吐衄,目赤咽肿** 本品苦降,能使上炎之火下泄,又具清热泻火、凉血止血之功。常与黄连、黄芩同用，治血热妄行之吐血、衄血、咯血，如泻心汤（《金匮要略》）。现代临床单用大黄粉治疗上消化道出血，有较好疗效。

3. **热毒疮疡，烧烫伤** 本品内服外用均可。内服能清热解毒，并借其泻下通便作用，使热毒下泄，治热毒痈肿疔疮，常与金银花、蒲公英、连翘等同用；治疗肠痈腹痛，可与牡丹皮、桃仁、芒硝等同用。本品外用能泻火解毒，凉血消肿，治热毒痈肿疔疖，如用治乳痈，可与粉草共研末，酒熬成膏；治口疮糜烂，多与枯矾等份为末擦患处。治烧烫伤，可单用粉或配地榆粉，用麻油调敷患处。

4. **瘀血证** 本品有较好的活血逐瘀通经作用，既可下瘀血，又清瘀热，为治疗瘀血证的常用药物。治妇女产后瘀阻腹痛、恶露不尽，常与桃仁、土鳖虫同用；治妇女瘀血经闭，可与桃仁、桂枝等配伍；治跌打损伤，瘀血肿痛，常与当归、红花、穿山甲等同用。

5. **湿热痢疾、黄疸、淋证** 本品具有泻下通便、导湿热外出之功，故可用治湿热蕴结之证。治湿热黄疸，常配茵陈、栀子；治湿热淋证，常配木通、车前子、栀子。

此外，大黄可"破痰实"，通脏腑、降湿浊，用于老痰壅塞，喘逆不得平卧，大便秘结，如礞石滚痰丸（《养生主论》）。

【典籍拾粹】

（1）"下瘀血，血闭，寒热，破癥瘕积聚，留饮宿食，荡涤肠胃，推陈致新，通利水谷，调中化食，安和五脏。"（《神农本草经》）

（2）"主寒热，消食，炼五脏，通女子经候，利水肿，破痰实，冷热积聚，宿食，利大小肠，贴热毒肿，主小儿寒热时疾，烦热，蚀脓，破留血。"（《药性论》）

（3）"下痢赤白，里急腹痛，小便淋沥，实热燥结，潮热谵语，黄疸，诸火疮。"（《本草纲目》）

（4）"大黄气味重浊，直降下行，走而不守，有斩关夺门之力，故号将军。专攻心腹胀满，胸胃蓄热，积聚痰实，便结瘀血，女人经闭。"（《药品化义》）

【名方概览】

（1）大承气汤。（《伤寒论》）

（2）泻心汤。（《金匮要略》）

（3）八正散。（《太平惠民和剂局方》）

【便验采菁】

（1）以大黄为主或适当配伍还可用于治疗其他多种疾病，如用生大黄 10～20g，木香10g，开水浸泡后饮服，治疗胆绞痛，总有效率91.1%。（《中西医结合杂志》）

（2）单用大黄各种剂型，治疗急性胰腺炎266例，痊愈259例，无效7例。尿淀粉酶恢复正常平均2日，腹痛消失3日，发热消退5日。（《上海中医药杂志》）

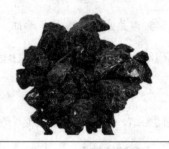

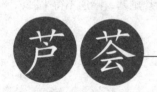

【药源解读】

本品为百合科植物库拉索芦荟及好望角芦荟的液汁经浓缩的干燥物。前者主产于非洲北部及南美洲的西印度群岛，我国云南、广东、广西等地有栽培，药材称老芦荟，质量较好。后者主产于非洲南部地区，药材称新芦荟。芦荟全年可采，割取植物的叶片，收集流出的液汁，置锅内熬成稠膏，倾入容器，冷却凝固，即得。

【药性与功效】

味苦，性寒。归肝、胃、大肠经。泻下通便，清肝，杀虫。

【临床应用】

1. **热结便秘** 本品苦寒降泄,既能泻下通便,又能清肝火、除烦热。治热结便秘,兼见心肝火旺,烦躁失眠之症,常与朱砂同用。

2. **烦躁惊痫** 本品有较好的清肝火作用。用治肝经火盛的便秘溲赤、头晕头痛、烦躁易怒、惊痫抽搐等症,常与龙胆草、栀子、青黛等同用。

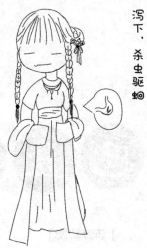

泻下、杀虫驱蛔

3. **小儿疳积** 本品能杀虫疗疳。用治虫积腹痛、面色萎黄、形瘦体弱的小儿疳积证,以芦荟与使君子等份为末,米饮调服。

此外,取其杀虫之效,可外用治疗癣疮。

【典籍拾粹】

(1)"杀小儿疳蛔。主吹鼻杀脑疳,除鼻痒。"(《药性论》)

(2)"主热风烦闷,胸膈间热气,明目镇心,小儿癫痫惊风,疗五疳,杀三虫及痔病疮瘘,解巴豆毒。"(《开宝本草》)

(3)"卢会,凉肝杀虫之药也。凡属肝脏为病,有热者,用之必无疑也。但味极苦,气极寒,诸苦寒药无出其右者。其功力主消不主补,因内热气强者可用,如内虚泄泻食少者禁之。"(《本草汇言》)

【名方概览】

(1)更衣丸。(《本草疏经》)

(2)当归芦荟丸。(《医学六书》)

【便验采菁】

以芦荟研粉或制成浸膏可治疗多种肠胃疾病,用于多种细菌感染性疾病,可改善心血管系统功能,治疗糖尿病,并对痤疮有较好疗效。(《陕西中医函授》)

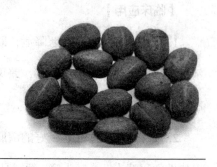

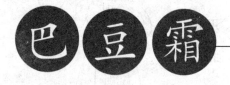

【药源解读】

本品为大戟科植物巴豆干燥净仁的炮制加工品。《本草纲目》曰:"此物出巴蜀,而形如菽豆,故以名之。宋本草一名巴椒,乃菽字传讹也。"古人将巴豆看作是豆类,其多生长在蜀地,即长江三峡一带,古代称为"巴",可知巴豆是以形态和产地得名。因其性峻猛有大毒,故临床常用其炮制品巴豆霜。

【药性及功效】

味辛,性热,有大毒。归胃、大肠、肺经。峻下冷积,逐水退肿,祛痰利咽,外用蚀疮。

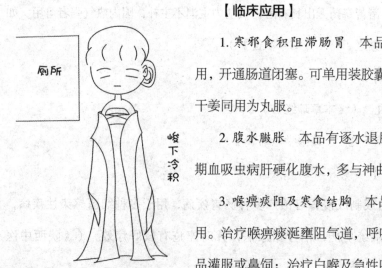

【临床应用】

1. 寒邪食积阻滞肠胃　本品有峻下冷积作用,开通肠道闭塞。可单用装胶囊服或多与大黄、干姜同用为丸服。

2. 腹水臌胀　本品有逐水退肿作用。治疗晚期血吸虫病肝硬化腹水,多与神曲、杏仁等同用。

3. 喉痹痰阻及寒食结胸　本品有祛痰利咽作用。治疗喉痹痰涎壅阻气道,呼吸急促,可用本品灌服或鼻饲;治疗白喉及急性喉炎,可用本品吹喉；治疗寒实结胸及肺痈脓痰不出，可与桔梗、贝母同用。

4.痈疽，疥癣，恶疮 本品外用可去疮毒，蚀腐肉。治疗痈疽成脓未溃，可与乳香、没药同用；治疗疥癣，可与雄黄同用。

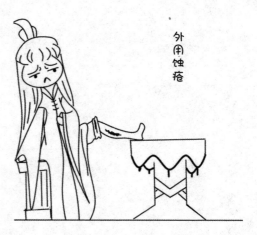

【典籍拾粹】

（1）"诚斩关夺门之将。"（《本草蒙筌》）

（2）"味甚辛敛，气甚热烈，性甚刚猛，攻关拔固，摧滞逐实，功过牵黄，力浮硝戟，追逐一切有形留着久顽不逊之疾。"（《本草汇言》）

（3）"消死肌胬肉，点疣痣疥癫。"（《长沙药解》）

【名方概览】

（1）三物备急丸。（《金匮要略》）

（2）三物小白散。（《伤寒论》）

【便验采菁】

（1）治疗婴儿腹泻：用白蜡烛少许熔化，将巴豆1粒去壳研末掺入，敷脐6小时，1次不愈，可连续用1～2次。（《湖北中医杂志》）

（2）治疗小儿鹅口疮：巴豆仁1g，西瓜子仁0.5g，共研碎出油，加少许香油调匀，揉成团状，贴于印堂穴，15秒后取下。每日敷1次，连用2次。（《中西医结合杂志》）

祛风湿药

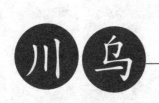
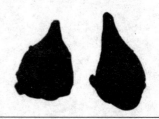

【药源解读】

本品为毛茛科植物乌头的干燥母根。陶弘景曰:"形似乌鸟之头,故谓之乌头。"古人认为乌头的形状好像"乌鸟"(即乌鸦)的头,故取名为乌头。《本草纲目》中记载"乌头有两种":草乌头和川乌头,其一"乌头之野生于他处者,俗谓之草乌头";其二"出彰明者即附子之母,今人谓之川乌头是也",古书记载的"彰明",即今四川省江油市,乌头栽培于此,故名川乌头,简称"川乌"。

【药性与功效】

味辛、苦,性热。有大毒。归心、肝、肾、脾经。祛风除湿,散寒止痛。

【临床应用】

据中医四气五味理论,川乌味辛"能行能散",味苦"能燥",性热"能通",故善于祛风除湿,温经止痛。川乌尤善止痛,且疗效显著。故常用于以下几种疼痛病症。

1. 风寒湿痹,关节疼痛　川乌辛热之性强,对因感受寒邪所导致的痹症疗效明显。配以麻黄、芍药、甘草组成《金匮要略》中方乌头汤,用于治疗因感受寒邪、湿邪引起的脚部酸痛,屈伸不

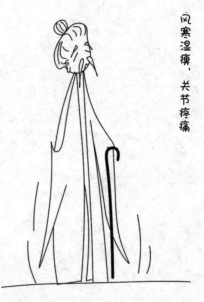

风寒湿痹,关节疼痛

利等症,温经散寒,舒筋止痛;配以草乌、地龙、乳香等组成《太平惠民和剂局方》中方小活络丹,用于因寒邪及湿邪阻滞经络引起的肢体麻木拘挛,关节屈伸不利,疼痛游走不定或中风手足不仁(即手足不知痛痒,不觉寒热),长期未痊愈的患者祛风除湿,化痰通络,活血止痛。

2. 心腹冷痛,寒疝作痛　川乌配以蜀椒、赤石脂、干姜等,用于治疗寒邪内盛引起的心痛累及背部,背痛累及心部等病症;配以蜂蜜煎服,可用于治疗寒疝,即急性的脐周腹痛,恶寒肢冷而汗出等病症。

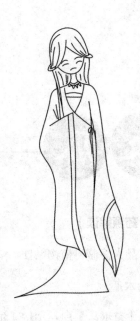

心腹冷痛,寒疝作痛

3. 跌仆伤痛,麻醉止痛　川乌配以自然铜、乳香、地龙等,可用于治疗跌打损伤,骨折肿痛;古人常用生川乌配以生草乌、姜黄等,用于麻醉止痛;或与生南星、蟾酥等外用起到局部麻醉的效果。

跌打损伤,麻醉止痛

【典籍拾粹】

(1)"驱逐寒湿之力甚捷。"(《长沙药解》)

(2)"力能疏通痼阴沍寒,确是妙药。"(《本草正义》)

(3)"破诸积冷痛。"(《本草发明》)

【名方概览】

(1)乌头汤。(《金匮要略》)

(2)乌头赤石脂丸。(《金匮要略》)

(3)大乌头煎。(《金匮要略》)

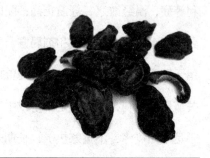

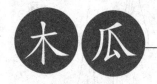

【药源解读】

本品为蔷薇科植物贴梗海棠的干燥近成熟果实。本品外形如瓜、果肉木质，故称其为木瓜。

《本草纲目》曰："按《尔雅》云：楙，木瓜。郭璞注云：木实如小，酢而可食。则木瓜之名取此义也。或云：木瓜味酸，得木之正气，故名。亦通。楙从林矛，谐声也。"古人多以其形态及性味取名。

苏颂曰："木瓜处处有之，而以宣城者为佳。"南宋诗人杨万里有诗亦云："天下宣城花木瓜，日华沾露绣成花。何须堠子强呈界，句有琼琚先报衡。"可见由古至今木瓜的道地产区非安徽宣城莫属，故宣城所产的木瓜也叫作"宣木瓜"。

【药性与功效】

味酸，性温。归肝、脾经。舒筋活络，和胃化湿。

【功能主治】

木瓜味酸，对应五脏之一的肝脏。中医脏象理论认为"肝在体合筋"，即筋脉的正常活动依赖于肝血，木瓜入肝经，能舒筋活络，其性温，亦能祛除湿邪，故多用于因湿邪积于筋脉导致的湿痹，表现为腰膝酸痛、肢体拘急挛缩等症。配以活血止痛药如乳香、没药、地黄等，可治疗项强，即头部后项的肌肉筋脉牵引不舒、不能转侧等症状。

配以祛风湿药羌活、独活等，用于治疗腰膝以下的酸痛、重着，不可长时间站立或行走等症，羌活善治上半身风寒湿痹，独活善治下半身风寒湿痹，故木瓜与两者同用可增强疗效。

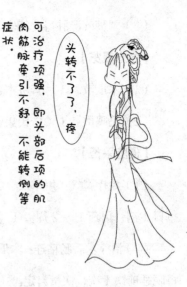

可治疗项强，即头部后项的肌肉筋脉牵引不舒，不能转侧等症状。

头转不了了，疼

配以吴茱萸、槟榔等组成《朱氏集验方》中的鸡鸣散，可用于因湿热下注引起的脚气肿痛严重者，表现为踝关节肿胀，筋脉拘急痉挛等，故木瓜为治疗脚气浮肿的常用药之一。但需注意此处的"脚气"与人们常说的因维生素缺乏引起的"脚气"是不同的，我们通常称前者为"脚气"，多为皮肤病的一种；后者为"脚气病"。

木瓜气微清香，入脾经，能化湿和胃。盛夏时节，气温过高且多雨潮湿，易感受湿邪、暑邪，故人体易出现因湿邪积聚脾胃引起的腹痛、吐泻转筋，即上吐下泻、小腿后侧的腓肠肌痉挛，吐泻易引起人体的津液流失，筋脉失去濡养即可引起转筋症。木瓜治疗吐泻转筋疗效显著，被誉为"治吐泻转筋的要药"。一方面木瓜可与温里药如吴茱萸、小茴香等配伍，用于寒湿偏重者，驱寒除湿；另一方面可与蚕沙、薏苡仁、黄连等配伍组成《霍乱论》中的蚕矢汤，用于暑湿偏重者，清热利湿，升清降浊。

木瓜味酸，现代研究发现其含有消化酶的成分，具有消食的功效，可与山楂等同用于消化不良等症，需注意胃酸过多者不宜服用。其与乌梅、酸枣仁等酸味药类似，都有生津止渴的功效，多用于津亏口渴等症。

【典籍拾粹】

（1）"最疗转筋。"（《本草经集注》）

（2）"风寒痹湿之邪，服之能宣达。"（《本草便读》）

(3)"脚气湿肿得此能安。"(《本草约言》)

【名方概览】

(1)木瓜散。(《普济本事方》)

(2)鸡鸣散。(《朱氏集验方》)

【便验采菁】

(1)治疗脚气:用木瓜、甘草各30g,水煎去渣,晾温后洗脚5～10分钟,每日1剂,用药1～2周。(《山东中医》)

(2)治疗术后肠粘连:木瓜50g,牛膝50g,共浸白酒500mL中,7天后过滤,每晚睡前饮1次,饮量自定。(《新中医》)

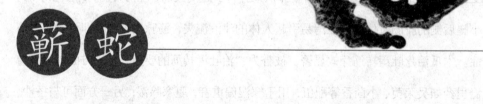

蕲蛇

【药源解读】

本品为蝰科动物五步蛇的干燥体。《本草纲目》记载本品释名为"蕲蛇""褰鼻蛇"。《本草纲目》提及"花蛇,湖、蜀皆有,今惟以蕲蛇擅名,然蕲地也不多得,市肆所货,官司所取者,皆自江南兴国州诸山中来"。古人称其为"白花蛇",部分史料亦记载蕲蛇原产于蕲州龙凤山之花蛇洞,可见"蕲蛇"一名多由其产地命名而来。《本草衍义》中寇宗奭提到"诸蛇鼻向下,独此鼻向上,背有方胜花纹,以此得名"。而"褰鼻蛇"一名多因其形态独特而来。

祛风湿药　45

【药性与功效】

味甘、咸，性温。归肝经。祛风，通络，止痉。

【临床应用】

1. 祛风　中医认为蛇类药物具有走窜之性，多与蛇类的行动方式有关。蕲蛇走窜之性强，其发挥疗效主要表现在两个方面：一方面在外可祛皮肤、肌肉、筋骨处的风邪；另一方面在内可祛五脏六腑中的风邪，其内外之风邪均可祛除，故蕲蛇被誉为"截风要药"。对于因感受风邪湿邪引起的痹痛均可应用，特别是与防风、羌活、当归等药配伍组成《濒湖集简方》中的白花蛇酒，对久病不愈的风湿顽痹尤为适宜，临床主要表现为肌肉关节酸痛、麻木拘急痉挛等，且日久难愈。

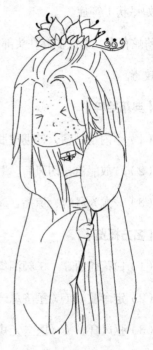

祛风，治疗一些瘙痒性或顽固性皮肤病

因蕲蛇可除肌表之风邪，故其又可用于祛风止痒，治疗一些瘙痒性或顽固性皮肤病，蕲蛇配以大黄、蝉蜕、皂角刺等药，可用于治疗麻风；配以荆芥、天麻、薄荷等药，可用于治疗疥癣；还可以用于治疗慢性湿疹、荨麻疹。

2. 通络　蕲蛇性温，能通经络、利关节，常与全蝎、蜈蚣等同用，治疗由中风引起的口眼㖞斜，半身不遂（即同一侧上下肢、面肌和舌肌下部的运动障碍）等症。

3. 止痉　蕲蛇入肝经，肝对应五行之一的"木"，儒家经典《尚书·洪范》中提及"木曰曲直"，树木枝干曲直，向上向外周舒展就是此处提到的"曲直"，因此认为具有生长、生发、条达舒畅等作用的事物，均归属于木。蕲蛇入肝经，多具条达之性，能除机体内外之风邪。配以蜈蚣、乌梢蛇等，可用于治疗因风邪积聚如小儿惊风、破伤风引起的肌肉痉挛、抽搐等症，故本品为治疗痉挛抽搐的常用药之一。需注意中医理论中的破伤风是指因风邪侵犯机体，散布于经络，引起肝风内动，多表现为肌肉痉挛，四肢抽搐，角弓反张（即项背高度强直，身体仰曲如弓状）等症。

蕲蛇有毒，毒性多存在头部的毒腺里，可用于瘰疬、恶疮、梅毒等疑难杂症，以毒攻毒。

【典籍拾粹】

（1）"内走脏腑，外彻皮肤，透骨搜风，截惊定搐。"（《本草求真》）

（2）"故能治一切风病。"（《本经逢原》）

（3）"尤为风痹、惊搐、癫癣恶疮要药。"（《本草纲目》）

【名方概览】

（1）白花蛇酒。（《频湖集简方》）

（2）定命散。（《圣济总录》）

（3）驱风膏。（《医垒元戎》）

【便验采菁】

（1）治疗多发性疖肿：用5%白花蛇针剂，每日2次，每次4mL肌注，10天为1疗程。（《辽宁中医杂志》）

（2）治疗骨质增生：白花蛇4条，威灵仙70g，防风、血竭、透骨草各35g，随证加减。上药烘干，共研细末过筛，日服3次，每次3g，饭后温开水送下，1料为1疗程。（《浙江中医学院学报》）

祛风湿药

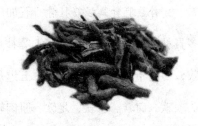

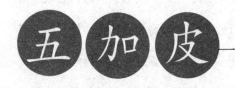

【药源解读】

本品为五加科植物细柱五加的干燥根皮。《本草纲目》曰："此药以五叶交加者良，故名五加……杨慎《丹铅录》作五佳，云一枝五叶者佳故也。""五叶交加"即是指五加的叶子为掌状复叶，可见古人以其植物形态取名，入药部分用其根皮，故名五加皮。浙江方言称"加"为"谷"，因此亦称五谷皮。由于主产于北方的萝摩科植物杠柳的根皮长期以来一直被误作五加皮入药，为避免其与本品混淆，故称前者为"北五加皮"，后者为"南五加皮"。

【药性与功效】

味辛、苦，性温。归肝、肾经。祛风除湿，补益肝肾，强筋壮骨，利水消肿。

【临床应用】

1. 祛风除湿　五加皮味辛，"能行能散"，具祛风发散之力；味亦苦，"能燥"，可用于燥湿；其性温，亦能驱散寒邪。本品可单独煎服使用或以酒浸配成《本草纲目》中的五加皮酒，亦可与当归、木瓜、牛膝等同用，以治疗风湿痹症，即四肢关节酸痛、麻木、重着及行动不便等。因

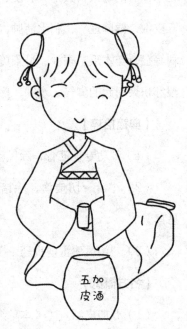

五加皮祛风除湿之力强，又称其为"追风使"。

2. 补益肝肾，强筋壮骨　五加皮归肝、肾经，且其来源于五加科，五加科植物多具补益之效，如人参、三七等补益药均源于五加科，因此五加皮也具有温补的功效，多用于治疗五迟五软症，五迟是指立迟、行迟、语迟、发迟、齿迟；五软是指头项软、口软、手软、足软、肌肉软，均属于小儿生长发育障碍病证，且均属于肾科疾病。其配以牛膝、杜仲等，可用于治疗肝肾不足，体虚乏力，筋骨痿软等症；配以龟甲、木瓜等，用于治疗小儿发育不良即小儿行迟。《经史证类备急本草》中载有古时民间一说法"宁要五加一把，不要金玉满堂。"可见五加皮补益肝肾，强筋壮骨作用显著。

3. 利水消肿　五加皮味辛，"能行能散"；五加皮入肾经，中医理论中提及"肾主水"，主要是指肾具有气化作用，能参与体内津液的运输和分布，来维持体内水液代谢的平衡。肾的气化能升清降浊，能使水液中偏清的部分通过六腑之一——三焦上送于肺；使水液中偏浊的部分生成尿液，通过膀胱排出体外。因此五加皮多具利水消肿的功效，其与大腹皮、茯苓皮、生姜等药组成《太平惠民和剂局方》中的五皮散，健脾理气，利水消肿，用于治疗全身水肿、肢体沉重、心腹膨胀、小便不利等症；与木瓜、蚕沙、吴茱萸等同用，温化寒湿，利水消肿，可用于治疗因寒邪湿邪积聚引起的脚气、水肿、疼痛等症。

【典籍拾粹】

（1）"功专壮筋骨，除风湿。"（《本草撮要》）

（2）"治一切痿痹，除诸般风湿，舒肢节挛急，助筋骨坚强。"（《本草易读》）

（3）"治风痹湿痹良药。"（《医林纂要》）

【名方概览】

（1）五加皮酒。（《本草纲目》）

（2）五加皮散。（《卫生家宝》）

（3）五皮散。（《太平惠民和剂局方》）

【便验采菁】

（1）治疗风湿性踝关节痛：五加皮30g，络石藤15g，牛膝10g，猪脚1只，水适量，共炖烂去药渣，而后加米酒服之。（《中国民间百草良方》）

（2）治疗鹤膝风：五加皮200g，牛膝100g，当归120g，白酒2500mL。将药浸泡于酒中，半月后，每次服15～20mL，日服2次。（《中国民间百草良方》）

化湿药

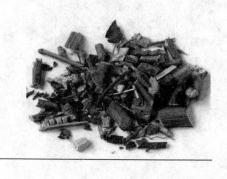

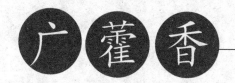

【药源解读】

本品为唇形科植物广藿香的干燥地上部分。"藿",古时为豆叶之称,也就是豆类作物的叶子。《本草纲目》曰:"豆叶曰藿,其叶似之,而草味芳香,故曰藿香。"《本草图经》提及:"藿香……今岭南郡多有之。"岭南即今两广地区,故此处"藿香"说的就是广藿香。明代《滇南本草》初见"土藿香"之名。经考证,可知两者是不同的植物,现代植物分类为了区分两种植物,就将"土藿香"命名为藿香,"藿香"命名为广藿香,而明代以前文献中出现的"藿香"均为广藿香。

藿香正气水作为生活常备药物之一,疗效确切,是治疗外感风寒、内伤暑湿的首选药。其方歌为"藿香正气大腹苏,甘桔陈苓术朴俱,夏曲白芷加姜枣,感伤岚瘴并能驱。"其中,藿香为君药,既可发散风寒,亦可芳香化湿;臣药以白术、茯苓健脾除湿,半夏曲、陈皮燥湿和胃;佐药以紫苏、白芷助藿香外散风寒,厚朴、大腹皮行气化湿,桔梗宣肺利膈,姜、枣内调脾胃;以甘草为使药,调和诸药。各类药物相互配伍,外散风寒的同时亦能内化人体内的湿浊之气,使得脾胃调和、气机通畅。生活中在服用藿香正气水时,需注意藿香正气水中因用乙醇(俗称酒精)作为辅料,故应避免服用头孢类药物,以免出现头晕、头痛、恶心、呕吐、幻觉、血压下降甚至休克等症状,危及生命。

【药性与功效】

味辛,性微温。归脾、胃、肺经。芳香化浊,和中止呕,发表解暑。

【临床应用】

1. **芳香化浊** 广藿香为芳香类药物的代表。中医认为此类药物能疏通气机,宣化湿浊。用于因脾胃湿气过重而产生的腹胀、少食、食欲下降、倦怠乏力等症状,常与佩兰相须为用,增强其化湿的功效。

2. **和中止呕** 广藿香气味芳香,善入脾、胃经,用于治疗因湿气积于脾胃,体内气机不畅,胃气上逆引起的呕吐最为适宜。湿热重者,可与黄连、竹茹同用,清热燥湿;寒湿重者,可与生姜同用,温胃散寒;脾胃虚弱者,常会引起体内水液代谢功能失常,导致体内水液停滞而湿浊内生,故广藿香常与党参、白术等同用,补气健脾。

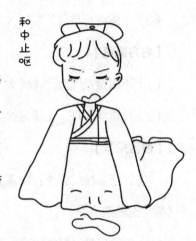

3. **发表解暑** 广藿香辛温芳香,能解表散邪、芳香化湿。暑热天气因多雨潮湿而人体内多见暑湿夹杂。中医将"暑邪"分为两类,即"阳暑"和"阴暑",前者多因夏季炎热、气温过高、环境闷热、外感热邪而致,表现为发热口渴、胸闷腹胀、肢体倦怠,常与黄芩、茵陈同用,清利湿热;后者多因夏季贪凉、过食生冷之品、外感风寒而致,表现为恶寒发热、恶心呕吐、脘腹疼痛等症,与紫苏、厚朴、半夏同用,即为临床常用的藿香

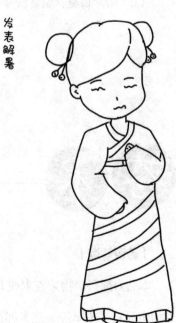

正气水，用以解表化湿，理气和中。

【典籍拾粹】

（1）"性味辛温，秉清和芬烈之气，主脾胃，进饮食，辟秽气为专用。"（《本草汇言》）

（2）"馨香气正能助脾醒胃以辟诸恶。故凡外来恶气内侵，而见霍乱呕吐不止者，须用此投服。"（《本草求真》）

（3）"解时行疫气。"（《本草正义》）

【名方概览】

（1）不换金正气散。（《太平惠民和剂局方》）

（2）甘露消毒丹。（《温热经纬》）

【便验采菁】

（1）治疗急性结膜炎：山藿香15～30g，每日1剂，水煎，分早晚2次服。（《福建医药杂志》）

（2）治疗口臭：藿香洗净，煎汤，时时含漱。（《中药大辞典》）

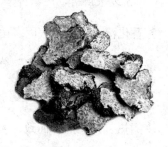

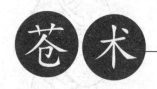

【药源解读】

本品为菊科植物茅苍术或北苍术的干燥根茎。"术"始见于《神农本草经》，列为上品；《本草经集注》亦记载"术有赤、白之分。"可见早期文献中苍术与白术并未分开定义。直到宋代《本草衍义》中始用"苍术"一词,《本草纲目》中描述苍术"根如老姜之状,苍黑色",所以称其为苍术。

【药性与功效】

味辛、苦,性温。归脾、胃、肝经。燥湿健脾,祛风湿,解表。

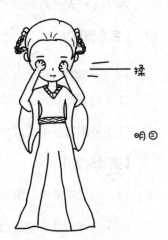

【临床应用】

1. 湿滞中焦证 本品有较强的燥湿健脾之功。治疗寒湿阻滞中焦,脾失健运的痞闷、呕恶食少、吐泻乏力及舌苔白腻等症,最为适宜,可与厚朴、陈皮同用;治疗痰饮或湿溢水肿,可与陈皮、茯苓同用;治疗湿热或湿温,可与黄芩、黄连同用;治疗湿浊下注,可与白术、芡实同用。

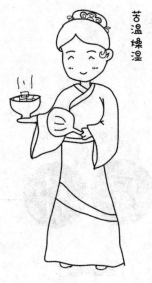

2. 风湿痹痛 治疗风寒湿痹,可与羌活、独活同用;治疗风湿热痹,可与黄柏同用。

3. 外感表证夹湿之证 治疗风寒表证夹湿,可与防风、羌活同用;治疗风热表证夹湿,可与荆芥、金银花同用。

4. 夜盲症及角膜软化症 本品有明目之功,治疗前述疾病,可单用,亦可与羊肝、猪肝蒸煮同用。

【典籍拾粹】

(1)"脾家治湿之妙剂。"(《本草纂要》)

(2)"凡湿困脾阳,倦怠嗜卧,肢体酸软,胸膈满闷,甚至腹胀而舌浊厚腻者,非茅苍术芳香猛烈不能开泄。"(《本草正义》)

（3）"能发汗而去风寒湿气。"（《本经逢原》）

【名方概览】

（1）平胃散。（《太平惠民和剂局方》）

（2）胃苓汤。（《证治准绳》）

（3）神术散。（《太平惠民和剂局方》）

【便验采菁】

（1）治疗胃下垂：茅苍术每日20g，泡茶饮服。（《上海中医杂志》）

（2）治疗窦性心动过速：苍术注射液4mL，肌肉注射，每日2次。（《江苏医药》）

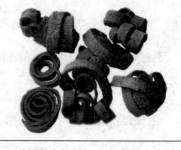

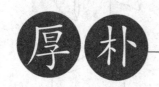

厚朴

【药源解读】

本品为木兰科植物厚朴或凹叶厚朴的干燥干皮、根皮及枝皮。

《说文解字》中说"重，厚也""朴，木皮也"。解释了"厚"本身有"重"的意思，而"朴"说的即是树木的皮。

《本草图经》中提及，厚朴之"皮极鳞皱而厚"；《急就篇》中颜师古注解："凡木皮皆谓之朴，此树皮厚，故以厚朴为名。"《本草便读》亦曰："朴树之皮，其皮甚厚，故名。"可见，"厚朴"一名多因木皮极厚而来。

《雷公炮炙论》曰"紫色味辛为好"；《本草图经》曰"紫色多润者佳，

薄而白者不堪"，古人认为厚朴断面呈紫红色者为上品，故其又有"赤朴"一说。

《本草纲目》中归纳厚朴之名，"其木质朴而皮厚，味辛烈而色紫赤，故有厚朴、烈、赤诸名。"

【药性与功效】

味苦、辛，性温。归脾、胃、肺、大肠经。燥湿消痰，下气除满。

【临床应用】

1. 下气除满　厚朴苦味极重，有沉降下气之效；辛味能散，可除脘痞胀满。厚朴主要用于由两种原因引起的"满"：一是因湿邪犯于脾胃引起的无形之满，即"湿满"，可与苍术、陈皮等理气除湿药同用，燥湿除满；二是因食积气滞引起的有形之满，即"实满"，若此进一步引发便秘，可与大黄等攻下药同用；若其伴有热邪，可用大承气汤加减，配以大黄、芒硝、枳实，达到消除痞满、峻下热结的功效。由此可见，厚朴为下气除满的首选药，被誉为"消除胀满的要药"，且其行气除满的作用强于燥湿。

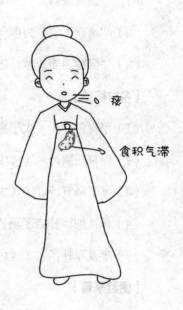

2. 燥湿　厚朴性味苦温，据五味理论"苦能燥"，可知其有"燥湿"的功效。厚朴气香，归脾、胃经，亦能芳香化湿，常与苍术相须为用，用于湿泻积于脾胃之证，如脘腹胀满、食欲减退、嗳气吞酸、恶心呕吐、泄泻等，增强苍术的燥湿作用。

3. 消痰　厚朴味苦、辛，归肺经。中医认为脾为生痰之源，痰多稠浊，为机体水液代谢失常而形成的病理产物，可分为"有形之痰"和"无形之痰"，"有形之痰"多为可见、可闻、可触的实质性痰浊,此时厚朴与紫苏子、半夏同用,以降气祛痰;若外感风寒,引起痰喘并见,可用厚朴与桂枝、杏仁等,以散寒平喘。"无形之痰"指只见其症,不见其形的痰病,常见梅核气证,多因痰气郁结体内而成,临床表现为咽中如有物阻隔,咯吐不出,吞咽不下,厚朴与半夏、茯苓等同用,以行气散结,降逆化痰,为治疗梅核气的首选方。

【典籍拾粹】

(1)"最消胀满。"(《长沙药解》)

(2)"消痰下气,力厚气雄。"(《本草思辨录》)

(3)"降冲逆而止嗽,破壅阻而定喘。"(《长沙药解》)

【名方概览】

(1)平胃散。(《太平惠民和剂局方》)

(2)厚朴三物汤。(《金匮要略》)

(3)苏子降气汤。(《太平惠民和剂局方》)

(4)桂枝加厚朴杏子汤。(《伤寒论》)

(5)半夏厚朴汤。(《金匮要略》)

【便验采菁】

(1)治疗菌痢与肠炎:用厚朴制成注射剂(每毫升含生药1g),每次肌注2mL,每日2~3次。(《中西医结合研究论文集》)

(2)治疗外科疖肿:厚朴粉末加凡士林调成25%软膏外用。(《中草药学》)

化湿药　59

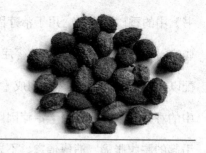

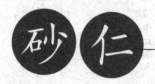

【药源解读】

本品为姜科植物阳春砂、绿壳砂或海南砂的干燥成熟果实。

砂仁,原称"缩砂密",为古时外来语的译音。缩砂密古称"缩砂蔤"。"蔤"本指荷的地下茎,李时珍在释名时提到:"藕下白多蔤,取其密藏之意。""此物实在根下,仁藏壳内,亦或此意欤。状似益智而圆,皮紧浓而皱,有粟纹,外有细刺,黄赤色,似白豆蔻仁。"

"砂"即为"缩砂密"的简称。《本草原始》中亦记载道"仁类砂粒,密藏壳内,故名缩沙密也,俗呼砂仁。"古人认为砂仁表面如沙粒般紧缩一起,故取名为"缩砂密",今称其为"砂仁"。

【药性与功效】

味辛,性温。归脾、胃、肾经。化湿开胃,温脾止泻,理气安胎。

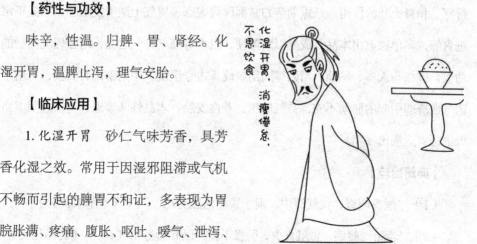

化湿开胃,消瘦倦怠,不思饮食

【临床应用】

1. 化湿开胃　砂仁气味芳香,具芳香化湿之效。常用于因湿邪阻滞或气机不畅而引起的脾胃不和证,多表现为胃脘胀满、疼痛、腹胀、呕吐、嗳气、泄泻、便秘等症。配以理气药如木香、枳实等组成《景岳全书》中的香砂枳术丸，用于治疗因脾虚气滞引起的脘腹痞闷、食欲不振、大便溏软等症，能行气化湿开胃；配以补虚药如党参、白术等组成《太平惠民和剂局方》中的香砂六君子汤，用于治疗因脾胃气虚、湿阻气滞引起的脘腹胀痛、消瘦倦怠、不思饮食等症，能益气健脾，行气化湿。砂仁因其气味芳香，煎服时需后下。

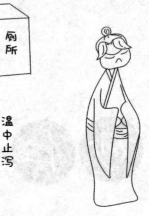

2. 温中止泻　砂仁性温，入脾、胃经，可温煦中焦脾胃，温脾之力略强。多用于治疗由脾胃虚寒引起的呕吐、泄泻等症，将砂仁研末成粉，加水服用，或配以温里药如附子、干姜等，加强温胃散寒的功效，以达到止呕止泻的作用。

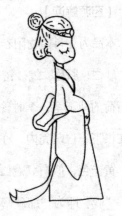

3. 理气安胎　砂仁味辛，归肾经。《素问·上古天真论》中提及"肾者主水，受五脏六腑之精而藏之，故五脏盛乃能泄。""肾藏精"指的就是肾具有贮存、封藏人体精气的生理功能。中医认为肾中精气的生成、贮藏和排泄对繁衍后代起着重要的作用。故砂仁具有安胎、行气、和胃止吐的作用。妊娠期孕妇常因脾胃虚寒、胃气上逆引发呕吐、不能正常进食等，多单独煎用本品，或配以紫苏梗、白术等理气补气之品，增强理气安胎的功效。砂仁与人参、熟地、当归等同用组成《古今医统》中的泰山磐石散，可用于因气血虚弱引起的胎动不安，益气健脾，养血安胎。本品性味辛温，需注意阴虚血燥的患者应谨慎使用。

【典籍拾粹】

（1）"醒脾调胃，快气调中，则于腹痛痞胀有功。"（《本草求真》）

（2）"若胎气腹痛，恶阻食少，胎胀不安，以此运行和气。"（《药品化义》）

（3）"若呕吐恶心，寒湿冷泻，腹中虚痛，以此温中调气。"（《药品化义》）

【名方概览】

（1）香砂六君子汤。（《太平惠民和剂局方》）

（2）泰山磐石散。（《古今医统》）

【便验采菁】

（1）治疗呃逆：砂仁2g放入口中，慢慢细嚼，将嚼碎的药末随唾液咽下，每天嚼3次。（《浙江中医杂志》）

（2）治疗痰气膈胀：将砂仁捣碎，以萝卜汁浸透，焙干为末。每服3～6g，饭前温开水冲服。（《中药大辞典》）

利水渗湿药

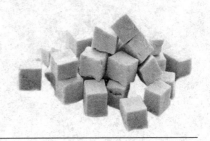

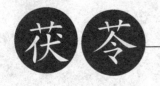

【药源解读】

本品为多孔菌科真菌茯苓的干燥菌核。因在土中，状如矢，故名茯零。后人变雨从草则为苓，伏通茯，故今为茯苓。明代中医药学家李时珍在《本草纲目》中称茯苓是由"松之神灵之气，伏结而成"，故有滋补功效，久服令人延年耐老，面若童颜。

《神农本草经》记载：（茯苓）味甘平。主胸胁逆气，忧恚，惊邪恐悸，心下结痛，寒热烦满，咳逆，口焦舌干，利小便。久服，安魂养神，不饥延年。

其为多孔菌科真菌茯苓，多寄生于松科植物赤松或马尾松等的树根上。而茯神呈方块，为茯苓菌核中间抱有松根（即"茯神木"）的白色部分。茯神则入心之用多，有宁心安神之功，性味同茯苓。但茯苓入脾、肾之用多。陶弘景言：茯苓今出郁州。自然成者，大如三四升器，外皮黑，细皱，内坚白，形如鸟兽龟鳖者良。其有衔松根对度者，为茯神，是其次茯苓后结一块也。现今认为云南所产的茯苓质量最佳，称"云苓"；安徽的产量最多，称"安苓"。

【药性与功效】

味甘淡，性平。归心、脾、肺、肾经。利水渗湿，健脾安神。

【功能主治】

1. 水肿尿少　本品味甘而淡，甘则能补，淡则能渗，药性平和，"补虚不得邪，利尿不伤正"。凡小便不利、水湿停滞的病证，不论偏于寒湿，或偏于湿热，或属于脾虚湿聚，均可配合应用。既可祛邪，又可扶正，利水而不伤正气，实为利水消肿之要药，可用治寒热虚实各种水肿。治疗水湿内停所致之水肿、小便不利，常与泽泻、猪苓、白术等同用；治疗脾肾阳虚水肿，常与附子、生姜等同用；治疗水热互结，阴虚小便不利，水肿，常与滑石、阿胶、泽泻等合用。但张元素言："如小便利或数，服之则损人目。如汗多人服之，损元气。"《本草经疏》："病人肾虚，小水自利或不禁或虚寒精清滑，皆不得服。"因此，使用需注意。

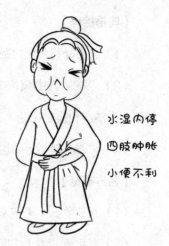

2. **痰饮眩悸** 脾胃是后天之本，脾是生痰之源，不管有形之痰，还是无形之痰，都可搭配茯苓。本品善于渗泄水湿，使湿无所聚，痰无由生，可治痰饮之目眩心悸，常与桂枝、白术、甘草等同用；若饮停于胃而呕吐者，多与半夏、生姜等合用。

3. **脾虚食少，便溏泄泻** 针对脾胃虚弱、脾胃不和之证，结合茯苓的补益脾气之功效，调和脾胃之气，达到脾升胃降之效。本品味甘，入脾经，能健脾补中、渗湿止泻。茯苓既能健脾渗湿，又可扶正祛邪，有补而不峻、利而不猛的特点，使中焦清升浊降，尤宜于脾虚湿盛泄泻，可与山药、白术同用；治疗脾胃虚弱，倦怠乏力，食少便溏，常与人参、白术同用。

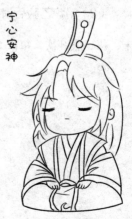

4. **心神不安，惊悸失眠** 本品补益心脾而宁心安神。常治疗心脾两虚，气血不足之心悸、失眠、健忘，多与黄芪、当归、远志等同用；若心气虚，不能藏神，惊恐而不安卧者，常与人参、龙齿、远志等同用。

【典籍拾粹】

（1）"为补利兼优之品。"（《要药分剂》）

（2）"能化胃中痰饮为水液，引之输于脾而达于肺，复下循三焦水道以归膀胱，为渗湿利痰之主药。"（《医学衷中参西录》）

（3）"益心脾不可阙也。"（《本草衍义》）

【名方概览】

（1）五苓散。（《伤寒论》）

（2）真武汤。（《伤寒论》）

（3）猪苓汤。（《伤寒论》）

（4）小半夏加茯苓汤。（《金匮要略》）

（5）参苓白术散。（《太平惠民和剂局方》）

（6）四君子汤。（《太平惠民和剂局方》）

（7）归脾汤。（《济生方》）

（8）安神定志丸。（《医学心悟》）

【便验采菁】

（1）治疗精神分裂症：茯苓60g，水煎服，每日1剂，连服1～3个月。（《山西医药杂志》）

（2）治疗乙脑后遗症失语：茯苓90g，全虫15g，僵蚕、郁金各60g，共为细末，每日服3次，每次6g，饭后温开水调服。（《中医杂志》）

利水渗湿药

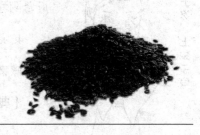

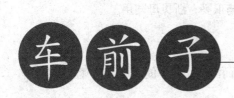

【药源解读】

本品为车前科植物车前或平车前的干燥成熟种子。

【药性与功效】

味甘,性寒。归肾、肝、肺经。利尿通淋,渗湿止泻,清肝明目,清肺化痰。

【临床应用】

1. 热淋涩痛,水肿胀满　本品甘寒滑利,善于通利水道,清膀胱之热。治疗湿热邪气蕴结于膀胱,而致小便不通、淋沥涩痛,常与木通、滑石、瞿麦同用;治疗水湿在体内停聚,病久肾虚,腰重脚肿,泛溢于肌肤,出现的水肿、小便不利,可与车前子、猪苓、泽泻同用;治疗水湿停滞之水肿,小便不利,常与茯苓、泽泻同用;治疗病久肾虚,腰重脚肿,常与熟地黄、山茱萸同用。

2. 暑湿泄泻　本品能利水湿,分清浊而止泻,即"利小便以实大便",尤宜于湿盛之大便水泻、小便不利者,可单用本品研成末,以米饮送服;治疗暑湿泄泻,常与香薷、猪苓同用;治疗脾虚湿盛之泄泻,常与白术、薏苡仁同用。

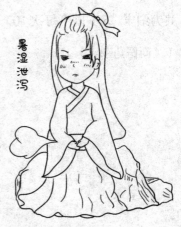

暑湿泄泻

3. 目赤肿痛,目暗昏花　车前子善于清肝热

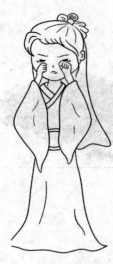

而明目，治疗目赤涩痛，常与菊花、决明子同用；治疗肝肾阴亏，目暗昏花，可与熟地黄、菟丝子同用。

4. 痰热咳嗽　车前子入肺经，能清肺化痰止咳。治疗肺热咳嗽痰多，可与瓜蒌、浙贝母同用。

【典籍拾粹】

（1）"祛秽浊而澄清，利小便而不泄精气。"（《本草汇言》）

（2）"尤善通尿管热淋涩痛。"（《本草正》）

（3）"导肝热之上冲，治眼目之赤痛。"（《本草约言》）

【名方概览】

（1）八正散。（《太平惠民和剂局方》）

（2）车前子散。（《杨氏家藏方》）

（3）驻景丸。（《圣惠方》）

【便验采菁】

（1）治疗红眼病：车前子50g，薄荷叶10g，分2次煎汤500～600mL，待药汤凉后，用消毒纱布蘸药液洗眼。（《新中医》）

（2）治疗婴幼儿腹泻：车前子35g，山药90g，生薏苡仁45g，生芡实30g，共为细末。5岁以下每次10～15g，共煮为粥状，加糖适量调味，日服3次。（《新医药杂志》）

利水渗湿药

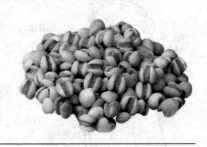

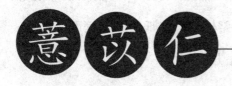

【药源解读】

本品为禾本科植物薏苡的干燥成熟种仁。我国大部分地区均产，主产于福建、河北、辽宁等地。秋季果实成熟时采割植株，晒干，打下果实，再晒干，除去外壳、黄褐色种皮及杂质，收集种仁。生用或炒用。

【药性与功效】

味甘、淡，性凉。归脾、胃、肺经。利水消肿，渗湿，健脾，除痹，清热排脓。

【临床应用】

1. **水肿，小便不利，脚气** 本品淡渗甘补，既利水消肿，又健脾补中。常用于脾虚湿盛之水肿腹胀，小便不利，多与茯苓、白术、黄芪同用。

2. **脾虚泄泻** 本品能渗除脾湿，健脾止泻，尤宜治脾虚湿盛之泄泻，常与人参、茯苓、白术等合用。

3. **湿痹拘挛** 薏苡仁渗湿除痹，能舒筋脉，缓和拘挛。常用治湿痹而筋脉挛急疼痛者，与独活、防风、苍术同用；若治风湿久痹，筋脉挛急，用薏苡仁煮

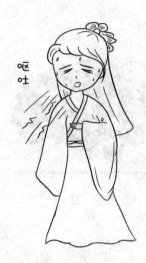

粥服;本品药性偏凉,能清热而利湿,配杏仁、白豆蔻、滑石,可治湿温初起或暑湿邪在气分,头痛恶寒,胸闷身重。

4. **肺痈,肠痈** 本品清肺肠之热,排脓消痈。治疗肺痈胸痛,咳吐脓痰,常与苇茎、冬瓜仁、桃仁同用;治肠痈,可与附子、败酱草、丹皮合用。

【典籍拾粹】

(1)"主筋急拘挛,不可屈伸,风湿痹,下气。"(《神农本草经》)

(2)"薏苡仁,阳明药也,能健脾益胃。虚则补其母,故肺痿、肺痈用之。筋骨之病,以治阳明为本,故拘挛筋急、风痹者用之。土能胜水除湿,故泄泻、水肿用之。"(《本草纲目》)

【名方概览】

(1)参苓白术散。(《太平惠民和剂局方》)

(2)三仁汤。(《温病条辨》)

(3)薏苡附子败酱散。(《金匮要略》)

【便验采菁】

(1)薏苡仁,水煎服,可治疗坐骨结节滑囊炎。(《中医杂志》)

(2)在化疗期间给予薏苡仁乳剂,治疗食管癌,胃癌,结、直肠癌有良效。(《肿瘤杂志》)

利水渗湿药

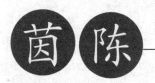

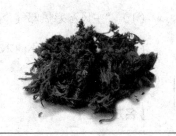

茵陈

【药源解读】

本品为菊科植物滨蒿或茵陈蒿的干燥地上部分。我国大部分地区有分布，主产于陕西、山西、安徽等地。春季幼苗高6～10cm时采收或秋季花蕾长成时采割。春季采收的习称"绵茵陈"，秋季采割的称"茵陈蒿"。除去杂质及老茎，晒干。生用。

【药性与功效】

味苦、辛，性微寒。归脾、胃、肝、胆经。利湿退黄，解毒疗疮。

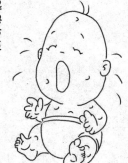

湿热黄疸

【临床应用】

1. 黄疸　本品苦泄下降，性寒清热，善清利脾胃肝胆湿热，使之从小便而出，为治黄疸之要药。若身目发黄，小便短赤之阳黄证，常与栀子、黄柏、大黄同用；若黄疸湿重于热者，可与茯苓、猪苓同用；若脾胃寒湿郁滞，阳气不得宣运之阴黄，多与附子、干姜等配用。

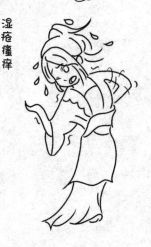

湿疮瘙痒

2. 湿疮瘙痒　本品苦微寒，有解毒疗疮之功，故可用于湿热内蕴之风瘙隐疹，湿疮瘙痒，可单味煎汤外洗，也可与黄柏、苦参、地肤子等同用。

【典籍拾粹】

（1）"主风湿寒热邪气，热结黄疸。"（《神农本草经》）

（2）"通身发黄，小便不利，除头痛，去伏瘕。"（《名医别录》）

（3）"消遍身疮疥。"（《医学入门》）

【名方概览】

（1）茵陈蒿汤。（《伤寒论》）

（2）茵陈五苓散。（《金匮要略》）

【便验采菁】

（1）茵陈，煎汤内服或漱口，治疗口腔溃疡，疗效显著。（《中医杂志》）

（2）用茵陈，煎汤代茶饮，治疗高脂血症，有良效。（《中医杂志》）

温里药

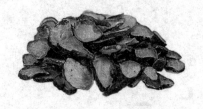

附子

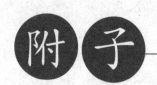

【药源解读】

本品为毛茛科植物乌头子根的加工品。传说很久以前，附子是山中的一种野生植物，在金光洞修炼的太乙真人发现山里长了一种野苗，根底长了一个圆果子，可以加工成一种乌黑发亮的片子。太乙真人就把这种药片叫作乌头。人吃了这种药能增强体力，冬天吃了又能起防寒的作用。后来他收了一个徒弟，师徒二人发现乌头的子根部也能救人，人们误以为师徒二人是两父子，便把这种新药称为"父子药"。后来才知道他们是师徒关系，于是就把"父"字改为"附"字，称这种药为"附子"。

《神农本草经》记载：（附子）味辛温。主中风，恶风，洗洗，出汗，除寒湿痹，咳逆上气，破积聚，寒热。其汁煎之，名射罔，杀禽兽。一名奚毒，一名即子，一名乌喙。生山谷。

【药性与功效】

味辛、甘，性大热；有毒。归心、肾、脾经。回阳救逆，补火助阳，散寒止痛。

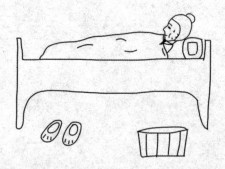

大汗、大吐、大泻所致亡阳证，四肢厥逆，脉微欲绝

【临床应用】

1. 亡阳虚脱，肢冷脉微　附子能上助心阳、中温脾阳、下补肾阳，本品辛热，其性走而不守，能通行十二经，故凡阳气

不足之证均可用之，尤能补益肾阳，为"回阳救逆第一品药"。《本草汇言》称"凡属阳虚阴极之候，肺肾无热证者，服之有起死之殊功。"治疗久病体虚，阳气衰微，阴寒内盛，或大汗、大吐、大泻所致亡阳证，四肢厥逆，脉微欲绝者，常与干姜、甘草同用；与大补元气之人参同用，可治亡阳兼气脱者；若寒邪入里，直中三阴而见四肢厥冷，恶寒蜷卧，吐泻腹痛，脉沉迟无力或无脉者，可与干姜、肉桂、人参同用。

2. 肾阳虚衰、阳痿宫冷　虚寒吐泻、脘腹冷痛，阴寒水肿，心阳不足，胸痹冷痛，阳虚外感。本品辛甘温煦，有峻补元阳、益火消阴之效，《本草汇言》称其"乃命门主药"。凡肾、脾、心诸脏阳气衰弱，阴寒内盛者，均可应用。治疗肾阳不足，命门火衰所致阳痿滑精，宫冷不孕，腰膝冷痛，夜尿频多者，常与肉桂、熟地黄同用；治疗脾肾阳虚、寒湿内盛所致脘腹冷痛，呕吐，大便溏泄，常与人参、白术同用；治脾肾阳虚，水气内停所致小便不利，肢体浮肿者，常与茯苓、白术等同用；若治疗心阳衰弱，心悸气短，胸痹心痛者，可与人参、桂枝等同用；治疗阳虚外感风寒者，常与麻黄、细辛同用。

3. 寒湿痹痛　伤阳逾深，病势越重，湿寒黏滞，病伏愈慢。而附子气雄性悍，走而不守，能温经通络，逐经络中的风寒湿邪，故有较强的散寒止痛作用。《本草正义》称其"为通十二经纯阳之要药"，《本草汇言》谓"通关节之猛药也"。凡风寒湿痹，周身骨节疼痛者均可用之，尤善治寒痹痛剧者，常与桂枝、白术、甘草同用。

【典籍拾粹】

（1）"补垂绝之火种，续将断之阳根。"（《长沙药解》）

（2）"凡三焦经络，诸脏诸腑，果有真寒，无不可治。"（《本草正义》）

（3）"气暴力峻，秉雄壮之质，擅能冲开道路，流通血气。"（《本草汇言》）

【名方概览】

（1）四逆汤。（《伤寒论》）

（2）参附汤。（《正体类要》）

（3）右归丸。（《景岳全书》）

（4）真武汤。（《伤寒论》）

（5）麻黄附子细辛汤。（《伤寒论》）

（6）甘草附子汤。（《伤寒论》）

【便验采菁】

（1）治疗肾积水：制附片10～15g，茯苓、白芍各15g，生姜、白术各12g，水煎分3次冷服，每日1剂。（《四川中医》）

（2）治疗遗尿症：生姜30g（捣泥），炮附子6g，补骨脂12g，共研细末，合为膏状填脐。（《江苏中医》）

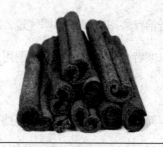

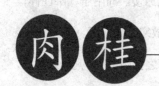

【药源解读】

本品为樟科植物肉桂的干燥树皮。

肉桂叶子的纵脉走向形似圭（古代一种玉制礼器），因此古人将其命名为"桂"。《本草择要纲目》记载：（肉桂）甘辛大热有小毒，阳中之阳浮也。去其（桂树）外之粗皮，是为肉桂，入足少阴太阴经血分。辛甘大热，气浓纯阳，入肝、肾血分（平肝、补肾）。肉桂产南方粤西安南等处，种类甚多，大多以色紫肉浓味甜有油者佳。《本草从新》记载：交趾桂最佳（体松皮直、起花、紫肉黑油、味甜多辣少、今难得），其次蒙自桂可用，其次安南桂，东京桂亦可用（以上三宗体略松、皮直、有花、紫肉、黄油多、黑油少、味甜少辣多），姚桂、浔桂、紫荆桂（俱体重、皮不直、有花皆做上、味甚辣略甜），用之不能治病。

【药性与功效】

味辛、甘，性大热。归肾、脾、心、肝经。补火助阳，散寒止痛，引火归源，活血通经。

【临床应用】

1. 肾阳不足，命门火衰，阳痿宫冷，腰膝冷痛　本品辛甘大热，能补火助阳，益阳消阴，作用温和持久，为治命门火衰之要药。《本草求真》所云："大补命门相火，益阳治阴。"用治肾阳不足，命门火衰的阳痿宫冷，腰膝冷痛，滑精遗尿，夜尿频多，常与附子、熟地、山茱萸等药同用。

2. 心腹冷痛，虚寒吐泻，寒疝腹痛　本品甘热助阳以补虚，辛热散寒以止痛。善于去痼冷沉寒。治疗胸阳不振，寒邪内侵之胸痹心痛，可与附子、薤白等同用。治疗寒邪内侵或脾胃虚寒的脘腹冷痛，呕吐泄泻可单用研末，酒煎服，或与干姜、高良姜、荜茇等同用。治疗寒疝腹痛，常与吴茱萸、小茴香同用。

3. 冲任虚寒、寒凝血滞之痛经经闭，寒湿痹痛，阴疽流注　本品辛而能散，温故能通，长于行气血，通经脉，散寒止痛。治冲任虚寒，寒凝血滞之闭经、痛经，可与当归、川芎、小茴香等同用；用以治寒痹腰痛为主的风寒湿痹，常与独活、桑寄生、杜仲等同用。治疗阳虚寒凝，血滞痰阻之阴疽、流注，常与鹿角胶、炮姜、麻黄等同用。

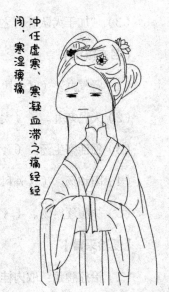

冲任虚寒、寒凝血滞之痛经经闭，寒湿痹痛

4. 肾虚作喘，虚阳上浮，眩晕目赤　肉桂大热入肝肾，能使因下元虚衰所致上浮之虚阳同归故里，故曰引火归源。治疗元阳亏虚，虚阳上浮所致的眩晕目赤、面赤、汗出、心悸、失眠、脉微弱者，常与山茱萸、五味子、牡蛎等同用。生病日久，体虚气血不足者，在补益气血方中少量加入肉桂，有温运阳气以鼓舞气血生长之效。

鉴别用药：肉桂、附子、干姜性味均辛热，能温中散寒止痛，用治脾胃虚寒之脘腹冷痛、大便溏泄等。

干姜主入脾胃，长于温中散寒、健运脾阳而止呕；肉桂、附子味甘，大热，散寒止痛力强，善治脘腹冷痛甚者及寒湿痹痛证，二者又能补火助阳，用治肾阳虚证及脾肾阳虚证。肉桂还能引火归源、温经通脉，用治虚阳上浮及胸痹、阴疽、闭经、痛经等。附子、干姜能回阳救逆，用治亡阳证。此功附子力强，干姜力弱，常相须为用。干姜尚能温肺化饮，用治肺寒痰饮咳喘。

肉桂、桂枝性味均辛甘温，能散寒止痛、温经通脉，用治寒凝血滞之胸痹、闭经、痛经、风寒湿痹证。肉桂长于温里寒，用治里寒证，又能补火助阳，引火归源。

【典籍拾粹】

（1）"益火消阴，大补阳气，下焦火不足者宜之。"（《本经逢原》）

（2）"因寒因滞而得者，用此治无不效。"（《本草求真》）

（3）"加于大队补药之中，自有神效。"（《成方便读》）

【名方概览】

（1）肾气丸。（《金匮要略》）

（2）大已寒丸。（《太平惠民和剂局方》）

（3）独活寄生汤。（《备急千金要方》）

（4）阳和汤。（《外科证治全生集》）

（5）少腹逐瘀汤。（《医林改错》）

【便验采菁】

（1）治疗腰痛：取肉桂粉 5g 一次服用，每日 2 次，3 周为 1 疗程。（《中西

医结合杂志》)

（2）治疗小儿流涎：取肉桂10g研成细末，用醋调成糊饼状，每晚临睡前将药料匀摊于两块纱布上，分别贴敷于两侧涌泉穴，并用胶布固定，次日晨取下。(《中医杂志》)

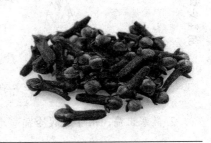

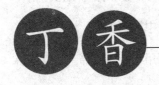

【药材解读】

本品为桃金娘科植物丁香的干燥花蕾。丁香药用部位其形如钉，故名"钉香"。而"丁"即古"钉"字，现今改为"丁香"。《证类本草》记载：味辛，温，无毒。主温脾胃，止霍乱腹胀，风毒诸肿，齿疳。能发诸香。其根部风毒肿。生交、广、南蕃。二月、八月采。公丁香是指丁香的花蕾，而母丁香则指丁香的成熟果实。公丁香和母丁香具有暖胃、温肾的相似功效，但公丁香的药效更足，而母丁香的药效则稍逊，因而一般以公丁香入药，母丁香常用作香料。清代张秉成在《本草便读》中记录："丁香有公丁母丁两种。公丁是花，母丁是实，公小而母大。一云树有两种，性味皆同。母者即鸡舌香，古方多用之。今人所常用者，皆公丁香耳。辛温芳香，色紫而润，上温脾胃，宣中辟恶，治呕吐呃逆等证，下及肾肝，导气祛寒，凡下焦一切奔豚癥瘕疝诸疾，如肾阳不足而有寒气者，均可用也。"

【药性与功效】

味辛，性温。归脾、胃、肺、肾经。温中降逆，散寒止痛，温肾助阳。

【功能主治】

1. 脾胃虚寒，呃逆呕吐，食少吐泻 本品辛温芳香，暖脾胃而行气滞，尤善降逆，故有温中散寒、降逆止呕、止呃之功，为治胃寒呕吐呃逆之要药。《本草正》谓其"温中快气，治上焦呃逆。"治虚寒呕逆，常与柿蒂、人参、生姜等同用；治疗脾胃虚寒之吐泻、食少，常与白术、砂仁等同用；治妊娠恶阻，《证治准绳》以此与藿香配伍。

2. 散寒止痛，用于脘腹冷痛 本品辛散温通，而能温中散寒止痛。治疗胃寒脘腹冷痛，常作温中散寒止痛药。丁香能温中散寒止痛，可用治心腹冷痛。治疗胸痹心痛，与附子、薤白、川芎等药同用；若胃寒脘腹冷痛，可与干姜、高良姜、延胡索等同用。

3. 肾虚阳痿，宫冷 《医林纂要》言："（丁香）补肝、润命门、暖胃、去中寒，泻肺、散风湿。"本品性味辛温，入肾经，有温肾助阳起痿的功效。治疗肾虚阳痿，不孕，可与附子、肉桂、淫羊藿等同用。"

【典籍拾粹】

（1）"温中健胃，大有神功。"（《本草通玄》）

（2）"服此逐步开关，直入丹田，而使寒去阳复，胃开气缩，不致上达而为病矣。"（《本草求真》）

（3）"起丈夫阳弱，愈女子阴冷。"（《玉楸药解》）

【名方概览】

丁香柿蒂汤。（《症因脉治》）

【便验采菁】

（1）治疗黄疸：苦丁香7个，配赤小豆7粒，黍米7粒，共为极细面，徐徐

吹鼻孔。(《中医验方》)

(2)治疗鼻息肉：以公丁香、细辛、苍耳子、辛夷各6g，僵蚕9g，共研细末，加冰片0.5g，合并研极细末吹鼻。(《中国医药学报》)

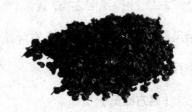

花椒

【药源解读】

本品为芸香科植物青椒或花椒的干燥成熟果皮。我国大部分地区有分布，但以四川产者为佳，故又名川椒、蜀椒。秋季采收成熟果实，晒干，除去种子及杂质。生用或炒用。

【药性与功效】

味辛、性温。归脾、胃、肾经。温中止痛，杀虫止痒。

【临床应用】

1. 中寒腹痛，寒湿吐泻　本品辛散温燥，入脾胃经，长于温中燥湿、散寒止痛、止呕止泻。常与生姜、白豆蔻等同用，治疗外寒内侵，胃寒腹痛、呕吐等病症；与干姜、人参等配伍，治疗脾胃虚寒，脘腹冷痛、呕吐、不思饮食。

2. 虫积腹痛，湿疹，阴痒　本品有驱蛔杀虫之功，常与乌梅、干姜、黄柏等同用，治疗

主治中寒腹痛、寒湿吐泻、虫积腹痛等。

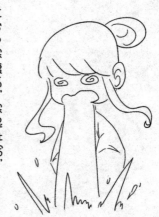

虫积腹痛, 手足厥逆, 烦闷吐蛔; 单用煎液作保留灌肠, 用治小儿蛲虫病, 肛周瘙痒。

【典籍拾粹】

（1）"主邪气咳逆, 温中, 逐骨节皮肤死肌, 寒湿痹痛, 下气。"（《神农本草经》）

（2）"椒, 纯阳之物, 其味辛而麻, 其气温以热。入肺散寒, 治咳嗽; 入脾除湿, 治风寒湿痹, 水肿泻痢; 入右肾补火, 治阳衰溲数, 足弱, 久痢诸证。"（《本草纲目》）

【名方概览】

（1）川椒丸。（《小儿卫生总微论方》）

（2）乌梅丸。（《伤寒论》）

（3）椒茱汤。（《医级》）

【便验采菁】

（1）花椒20粒、食醋100g、糖少许煎煮后去花椒, 一次服用, 治胆道蛔虫病106例, 治愈与好转95例。（《解放军医学杂志》）

（2）川椒（去籽）25g, 紫皮大蒜100g, 研成泥, 揉搓患处, 每日1~2次, 治疗顽癣45例, 经1~3个疗程全部治愈。（《中西医结合杂志》）

理气药

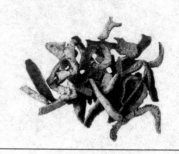

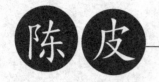

【药源解读】

本品为芸香科植物橘及其栽培变种的干燥成熟果皮。

古人发现,"橘皮"作为中药,干燥后陈放日久的"陈皮"药效更好,"橘皮以陈久者为良"(南北朝陶弘景语)。陈皮古时药名为"橘皮"。《神农本草经》卷一载:"橘柚味辛温,主胸中瘕热逆气,利水谷。久服,去臭、下气、通神。名橘皮。"

陈皮药用采集时其性已热,好像人至老成,因而青涩之性渐减,人们买入后多以收藏,经历梅夏,其峻烈之气全消,因而温中化痰,却无燥热之性。若补脾胃,不去白;若调理胸中肺气,须去白。

陈皮在我国有着悠久的用药历史,始载于《神农本草经》,名为橘柚,因以果皮入药,故曰:"一名橘皮"。陶弘景《本草经集注》云:"凡狼毒、枳实、橘皮、半夏、麻黄、吴茱萸皆须陈久者良,其余须精新也。"此六药讲究以经年陈久者入药,即后世所称的"六陈"。而陈皮的名称,则首见于孟诜的《食疗本草》。

橘子浑身是宝,目前已知能入药的部位就有叶、络、皮等。可以说一个橘子经过炮制能燥能宣,有补有泻,可升可降。《本草备要》记载:"(橘)去白名橘红,兼能除寒发表(皮能发散皮肤)。核治疝痛。叶散乳痈(皆能入厥阴,行肝气,消肿散毒），腰肾冷痛，橘核炒酒服良。"明朝李士材也撰写道："核治腰痛疝痛，叶治乳痈胁痛，肉能止渴，多食令人气逆生痰。去白者兼能除寒发表，留白者兼能补胃和中。"

【药性与功效】

味苦、辛，性温。归肺、脾经。理气健脾，燥湿化痰。

【临床应用】

1. 脾胃气滞，湿阻之脘腹胀满，食少吐泻　陈皮辛香走窜，温通苦燥，入脾胃经，有行气、除胀、燥湿之功，故为治脾胃气滞、湿阻之脘腹胀满、食少吐泻佳品，对寒湿阻滞中焦者最为适宜。治疗脾胃气

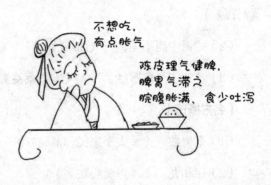

滞病情较轻者可单用，气滞较甚者可与木香、枳实同用；治疗寒湿阻滞脾胃者，可与苍术、厚朴同用；治疗食积气滞，脘腹胀痛，可与山楂、神曲同用；治疗脾虚气滞，纳差，食后腹胀，可与茯苓同用。

2. 呕吐，呃逆　本品有苦降之性，《名医别录》谓其"下气，止呕"，《本草纲目》记载"疗呕哕反胃嘈杂，时吐清水"，故为治呕吐、呃逆之佳品。治疗本病属寒者，可单用研末，也与生姜同用；因热者，可与竹茹、栀子同用；若虚实错杂有热者，可与人参、竹茹同用。

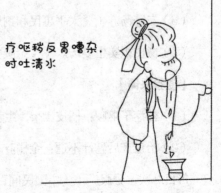

3. 湿痰寒痰，咳嗽痰多　本品苦温，长于燥湿化痰，又能理气宽胸，为治湿痰、

寒痰之要药。治疗湿痰咳嗽，常与半夏、茯苓同用；治疗寒痰咳嗽，可与干姜、细辛同用。

4. 胸痹　本品辛行温通，入肺走胸，能行气通痹止痛。治痰气交阻之胸痹，胸中气塞，短气，可与枳实、生姜同用。

【典籍拾粹】

（1）"理气散寒，宽中行滞，健运肠胃，畅利脏腑，为脾胃之圣药。"（《本草汇言》）

（2）"温中而不燥，行气而不峻。"（《药品化义》）

（3）"痰实气壅服妙。"（《本草蒙筌》）

【名方概览】

（1）平胃散。（《太平惠民和剂局方》）

（2）保和丸。（《丹溪心法》）

（3）藿香正气散。（《太平惠民和剂局方》）

（4）异功散。（《小儿药证直诀》）

（5）橘皮竹茹汤。（《金匮要略》）

（6）二陈汤。（《太平惠民和剂局方》）

（7）橘皮枳实生姜汤。（《金匮要略》）

【便验采菁】

（1）治疗干呕哕：橘皮12g，生姜15g，水煎温服。（《中药大辞典》）

（2）治疗产后乳汁不通：金橘叶15g，炒枳壳10g，青木香6g，通草5g。水煎，每日2次，分服。（《中国民间百草良方》）

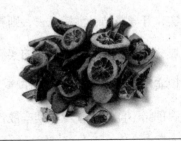

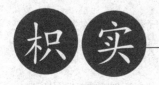

【药源解读】

本品为芸香科植物酸橙及其栽培变种或甜橙的干燥幼果。

枳实一名最早见于《神农本草经》木部中品,曰:"枳实,味苦寒……利五脏,益气轻身。"

枳壳与枳实,本为一物,功效相近,然枳实小则性苦而速,枳壳大则性和而缓,清代的汪昂在《本草备要》曾言:麸炒用。(时珍曰:壳、实上世未分,魏、晋始分用。洁古、东垣,始分壳治上,实治下。海藏始分壳主气,实主血。然仲景治上焦胸痹、痞满用枳实;诸方治下血、痢、痔、肠秘重用枳壳,则实不独治下,而壳不独治高也。)

【药性与功效】

味苦、辛、酸,性温。归脾、胃经。破气消积,化痰散痞。

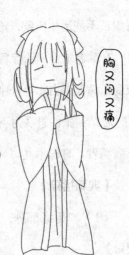

治痰浊闭阻,胸阳不振之胸痹,胸中满闷、疼痛者

胸又闷又痛

【临床应用】

1. 积滞内停,痞满胀痛,泻痢后重,大便不通　邪塞中焦,则升降不舒,而气上逆,肝木郁于地下,则不能条达而胁痛,得枳实破散冲走之力,则诸证悉除。其辛行苦降,入脾胃经,

既能破气除痞，又能消积导滞，故可用于治疗胃肠积滞、气机不畅。枳实专泄胃实，开导坚结，壅滞既去，则胃气自安而溏泄亦止矣。故枳实常作用于中脘以治血分，治疗肚脐与腹部间的实满，能够祛停水，逐宿食，破结胸，通便闭，没有枳实不能治疗的。若皮肤作痒，因积血滞于中，不能营养肌表，若饮食不思，因脾郁结不能运化，皆取其辛散苦泻之力也。为血分中之气药，惟此称最。治食积气滞，脘腹胀满疼痛，常与山楂、麦芽、神曲等同用；治热结便秘，腹满胀痛，可与大黄、芒硝、厚朴等同用；若脾胃虚弱，运化无力，食后脘腹痞满作胀者，常与白术配伍，可消补兼施，以健脾消痞；治湿热泻痢、里急后重，可与黄芩、黄连等同用。

2.痰阻气滞，胸痹，结胸　枳实能行气化痰以消痞，破气除满而止痛。《药性论》曾言："解伤寒结胸，入陷胸汤用；主上气喘咳。肾内伤冷，阴痿而有气，加而用之。"此药性专消导，破气损真，正如朱震亨云，泻痰有冲墙倒壁之力，其为勇悍之气可知。治痰浊闭阻，胸阳不振之胸痹，胸中满闷、疼痛者，可与薤白、桂枝同用；治疗痰热结胸可与黄连、瓜蒌、半夏同用；治疗心下痞满，食欲不振，常与半夏曲、厚朴等同用。但应注意的是，脘腹胀满而不是实邪结于中下焦，手不可按的人，必不可用。挟热下痢，燥粪并未留结肠内的人，必不可用。伤食停积，多因脾胃虚，不能运化所致，治疗可以加大剂量。

3.脏器下垂　治疗胃扩张、胃下垂、子宫脱垂、脱肛等脏器下垂者，可单用，或配伍黄芪、白术等补中益气之品。

总结：张仲景认为下伤寒腹胀实结者，有承气汤；胸中痛痛者，有陷胸汤；心下痞满者，有枳术丸。

【典籍拾粹】

（1）"荡涤郁陈，功力峻猛，一切腐败壅阻之物，非此不消。"（《长沙要解》）

（2）"化日久之稠痰，削年深之坚积。"（《雷公炮炙药性解》）

（3）"破积有雷厉风行之势，泻痰有推墙倒壁之威。"（《本草害利》）

【名方概览】

（1）曲麦枳术丸。（《医学正传》）

（2）大承气汤。（《伤寒论》）

（3）枳实导滞丸。（《内外伤辨惑论》）

（4）枳实薤白桂枝汤。（《温病条辨》）

（5）枳实消痞丸。（《兰室秘藏》）

（6）枳实芍药散。（《金匮要略》）

【便验采菁】

（1）治疗胃扭转：枳实10g，川厚朴10g，莱菔子10g，水煎服。（《北京中医杂志》）

（2）治疗胃下垂：枳实、蓖麻仁等量制成10%溶液，行离子透入疗法，每日1次，每次10～20分钟，15天为1疗程。（《江苏中医》）

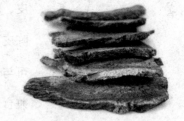

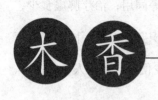

木 香

【药源解读】

本品为菊科植物木香的干燥根。

人们发现有一种植物的根闻起来较香，崇尚美的古人便以其作为香料，可以熏染衣服或填为香囊，并将其命名为"木香"。

《神农本草经》记载：（木香）味辛。主邪气，辟毒疫温鬼，强志，主淋露。久服，不梦寤魇寐。生山谷。

木香别名众多，如青木香、五香、广木香等。其始出永昌山谷，但有人称呼马兜铃根为青木香，故后人称其为广木香来区别二者。张志聪在《本草崇原》中叙述关于"五香"的由来："《三洞珠囊》云：'五香者，木香也。一株五根，一茎五枝，一枝五叶，叶间五节，故名五香。'"

【药性与功效】

味辛、苦，性温。归脾、胃、大肠、三焦、胆经。行气止痛，健脾消食。

【临床应用】

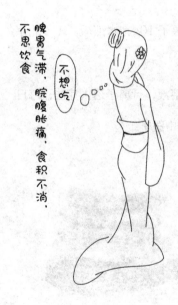

1.脾胃气滞，脘腹胀痛，食积不消，不思饮食　本品辛行苦泄温通，芳香气烈，能通理三焦，尤善行脾胃之气滞，为行气调中之佳品。又能健脾消食，对于食积气滞脘腹胀痛，尤为适宜。治脾胃气滞，脘腹胀痛，可单用本品磨汁，或与砂仁、陈皮、厚朴等同用；治疗食滞中焦，脘痞腹痛，可与陈皮、半夏、枳实等同用；治疗寒凝中焦，食积气滞，可与干姜、小茴香、枳实等同用；治疗脾虚食少，兼食积气滞，可与砂仁、枳实、白术等同用；治疗脾虚气滞，脘腹胀满，食少便溏，可与人参、白术、陈皮等同用。

卢之颐在《本草乘雅半偈》中这样描述木香与脾胃对应的关系：木香，香草也。名木者，当入肝，故色香气味，各具角木用。亦入脾，故根枝节叶，亦各具宫土数。入脾则夺土郁，入肝则达木郁。经云：木郁则达之，土郁则夺之。夺土即所以达木，达木即所以夺土；土以木为用，木以土为基也。邪气毒疫，温鬼淋露，梦寤魇寐，致郁土郁木者，咸可达之夺之。强志者，即强木土之用，得以行其志耳。

2. 泻痢后重　木香辛行苦降，善行大肠之滞气，是治疗泻痢后重的要药。《衍义》谓：泻胸腹窒塞，积年冷气。《日华子本草》谓：除痃癖癥块，是皆破也。治湿热泻痢，里急后重，常与黄连配伍，如香连丸（《太平惠民和剂局方》）；治饮食积滞，脘腹胀满，泻而不爽，可与槟榔、青皮、大黄等同用。

3. 胸胁胀痛，黄疸，疝气疼痛　木香辛香能行，味苦能泄，走三焦和胆经，能疏理肝胆和三焦之气机。治疗湿热郁蒸，肝失疏泄，气机阻滞之胸胁胀痛，黄疸口苦，可与郁金、大黄、茵陈等同用；治寒疝腹痛及睾丸偏坠疼痛，可与川楝子、小茴香等同用。

木香芳香醒脾开胃，在补益方剂中使用，能减轻补益药的腻胃和滞气之弊，如《济生方》归脾汤中配伍木香，能使补气养血药补而不滞。

【典籍拾粹】

（1）"管统一身上下内外诸气，独推其功。"（《本草汇言》）

（2）"和胃气如神，行肝气最捷。"（《本草蒙筌》）

（3）"入于滋补队中，可无窒滞碍化之弊。"（《脏腑药式补正》）

【名方概览】

（1）木香调气散。（《张氏医通》）

（2）香砂枳术丸。（《摄生秘剖》）

（3）木香槟榔丸。（《儒门事亲》）

（4）导气汤。（《医方简义》）

（5）颠倒木金散。（《医宗金鉴》）

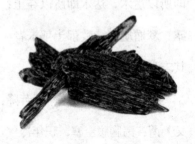

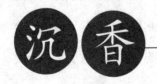

【药源解读】

本品为瑞香科植物白木香含有树脂的木材。白木香树心部位受到外伤或真菌感染刺激后，会大量分泌带有浓郁香味的树脂，置水则沉，故人们称其为沉香。香道之中的香，主要分4种：沉香、檀香、龙涎香和麝香。古人常说"沉檀龙麝"，沉香常被列为众香之首。在宋代，好沉香是"一两沉一两金"，被喻为"香中之王"。到明代，用香风气长行，就已变为了"一寸沉一寸金"。五代罗隐的绝句《香》，有"沉水良材食柏珍，博山炉暖玉楼春"的诗句。《本草备要》中记载："鹧鸪斑者，名黄沉；如牛角黑者，名黑沉；咀之软、削之卷者，名黄蜡沉，甚难得；浮者，名栈香；半沉者，名煎香；鸡骨香虽沉而心空，并不堪用。"

沉香此名首载于《名医别录》，言"可疗风水毒肿，去恶气"；《海药本草》言"主心腹痛，霍乱，中恶邪，鬼注，清人神"；《日华子本草》言可"调中，补五脏，益精壮阳，暖腰膝，去邪气，止转筋吐泻，冷气"；刘完素称其"益气和神"；《本草纲目》曰"治上热下寒，气逆喘急，大肠虚闭，小便气淋，男子精冷"。因而，有人推测《神农本草经》所记载木香功效更贴近沉香。

【药性与功效】

味辛、苦，性微温。归脾、胃、肾经。行气止痛，降逆止呕，温肾纳气。

【临床应用】

1. 寒凝气凝，胸腹胀闷疼痛　本品辛香走窜，芳香行散，性温祛寒，降而能升，善于行气散寒止痛，具有温中降逆、暖肾纳气平喘之效。治疗寒凝气滞之胸腹胀痛，常与乌药、木香同用；治疗脾胃虚寒，脘腹冷痛，可与肉桂、干姜同用。

2. 胃寒呕吐呃逆　本品辛温散寒，味苦质重，能温中降气而止呕。治疗寒邪犯胃，呕吐清水，可与陈皮、荜澄茄同用；治疗脾胃虚寒，呕吐呃逆，经久不愈，常与丁香、豆蔻同用。

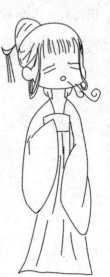

3. 肾虚气逆喘息　本品能温肾纳气平喘，常用于治疗肾虚气逆喘息。治疗下元虚冷，肾不纳气之虚喘证，常与肉桂、附子同用；治疗上盛下虚之痰饮喘嗽，可与紫苏子、半夏同用。

【典籍拾粹】

（1）"辛温香窜，治诸冷气逆气，气郁气结，殊为专功。"（《本草汇言》）

（2）"行滞气有细密之功，调诸气无耗散之失。"（《本草约言》）

（3）"凡下焦虚寒，以致气不归元，上逆而为喘急者，皆宜用耳。"（《本草便读》）

【名方概览】

（1）沉香四磨汤。（《卫生家宝》）

（2）沉香丸。（《圣济总录》）

（3）黑锡丹。（《太平惠民和剂局方》）

【便验采菁】

（1）治疗寒性胃痛：沉香、肉桂等份为末，吞服。（《北京中医》）

（2）治疗新生儿便秘：沉香4g，槟榔4g，炒乌药4g，陈皮4g，厚朴花4g，枳壳4g，木香4g，生大黄3g（另包泡服），每日1剂，水浓煎，多次喂服。（《湖北中医杂志》）

消食药

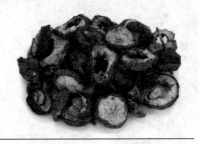

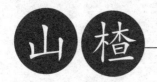

【药源解读】

蔷薇科植物山里红或山楂的干燥成熟果实。

相传山东驼山有位美丽的姑娘山楂在爱上一个叫白荆的小伙子后,却被好色的皇帝掳走,白荆十分思念她,竟化为一棵树。姑娘逃离皇宫寻找到白荆的化身,不禁泪如雨下,她的泪落到树上结成红艳艳的小果,人们叫它"石榴"。皇帝闻讯下令不准叫"石榴",而是叫"山渣"——山中渣滓,但人们喜爱刚强的"石榴",即称其果实为"山楂"。《本草求真》记载:山楂味酸甘,气温,色赤,性紧,入肝脾血分,善能克化饮食、行瘀破血。因其性温入肝,故能治疝气等疾。山楂味奇酸,微甘,性平。表皮是鲜红的,内肉却是红黄色。所以它可以入脾经、胃经和肝经,"善入血分为化瘀血之要药。"山楂味酸而微甘,能补助胃中的酸汁,故能消化饮食积聚,以治肉积尤效。清代的黄宫绣曾言:"按楂味酸与咸,最能消化肉食。(与麦芽消谷食者,绝不相同)凡煮老鸡硬肉,但投楂肉数枚,则易烂。(其消肉积之功可推)且人多食,则嘈烦易饥。服参太过,但用山楂即解。"

【药性与功效】

味酸、甘、性微温。归脾、胃、肝经。消食健胃,行气散瘀。

【功能主治】

1. 肉食积滞,胃脘胀满,腹痛泄泻 山楂酸甘,微温不热,善消食化积,能治疗各种饮食积滞，特别是消化油腻肉食积滞之要药。凡肉食积滞之脘腹胀满、嗳气吞酸、腹痛泄泻的人，均可应用。在中药分类中算是一味消导药，如《简便方》即以单味山楂煎服，治疗食肉不消。若配伍莱菔子、神曲、炒麦芽等，能够增强消食化积的功用。若治疗积滞脘腹胀痛，可配伍木香、青皮、枳实等以行气消滞。但应注意的是，山楂只消不补，脾胃虚弱的人应当少服。《本草经疏》："脾胃虚，兼有积滞者，当与补药同施，亦不宜过用。"《本草纲目》同样有言："生食多，令人嘈烦易饥，损齿，齿龋人尤不宜。"

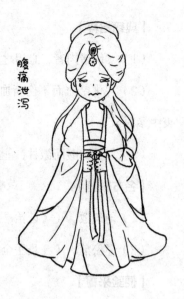
腹痛泄泻

2. 泻痢腹痛，疝气疼痛　山楂入肝经，能行气散结止痛，炒用兼能止泻止痢。如《医钞类编》治泻痢腹痛，即单用焦山楂水煎内服；临床亦可与木香、槟榔等同用。治疝气疼痛，与橘核、荔枝核等同用。

3. 血虚经闭痛经，产后瘀阻腹痛，心腹刺痛，胸痹心痛　中医认为山楂具有活血化瘀的作用，性温兼入肝经血分，能通行气血，有活血祛瘀之功，是血瘀型痛经患者的食疗佳品。治疗产后瘀阻腹痛、恶露不尽或血滞痛经，经闭，朱丹溪经验方即单用本品加糖水煎服；亦可与当归、香附、红花等同用；治疗胸痹心痛，常与川芎、桃仁等同用。

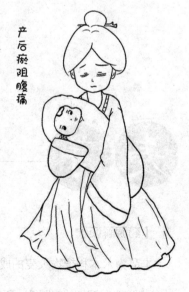
产后瘀阻腹痛

4. 高脂血症　山楂能化浊降脂，现代单用生山楂或配伍丹参、三七、葛根等，应用于高脂血症、冠心病以及高血压的治疗。

【典籍拾粹】

（1）"伤诸肉者，必用之药也。"（《本草新编》）

（2）"化瘀血而不伤新血，开郁气而不伤正气，其性尤和平也。"（《医学衷中参西录》）

（3）"其味酸而微甘，能补助胃中酸汁。"（《医学衷中参西录》）

【名方概览】

（1）匀气散。（《证治准绳》）

（2）通瘀煎。（《景岳全书》）

【便验采菁】

（1）治疗顽固性呃逆：生山楂汁口服，成人每次15mL，日服2次。（《中西医结合杂志》）

（2）治疗乳糜尿：以山楂适量，研末炼蜜为丸，每天90g，分3次服。（《上海中医药杂志》）

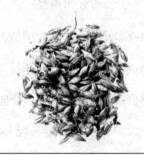

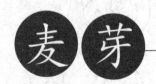

【药源解读】

本品为禾本科植物大麦的成熟果实经发芽干燥而得。

古代把"芽"叫作"蘖"。所以明代以前历代本草称麦芽为"麦蘖""大麦蘖""䵂米"，而无"麦芽"之名。《本草纲目》称"蘖米"一名麦芽。顾名思义，麦子发出的芽。

《本草备要》记载：（麦芽）开胃健脾，行气消积，咸温。能助胃气上行，而资健运，补脾宽肠，和中下气，消食除胀，散结祛痰（咸能软坚），化一切米、面、果、食积，通乳下胎。

麦芽也是米谷之类，却能消除食胀。是因为其与米谷同为谷类，却气味相克，大麦种植时间长，得四时之气，所得夏气尤为多，而米谷则得秋气为多，夏气克秋，米谷逢麦，就像秋气得夏，则能克化消除。但小麦则没有这样的功效，因为二者所长之气不同，大麦得夏之初气因而克消，小麦得夏之中气因而平和。陈士铎在《本草新编》中写道：大麦消谷，而小麦养胃，且小麦无须芒，房亦易脱，形体亦甚不同。试看大麦芒能消无形之水肿，而小麦之房不能消湿，非一补一消之明验乎。

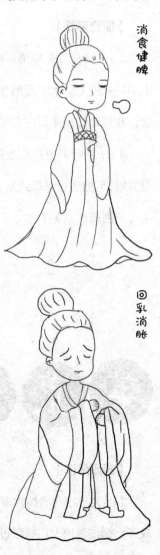

消食健脾

回乳消胀

【药性与功效】

味甘，性平。归脾、胃经。行气消食，健脾开胃，退乳消胀。

【临床应用】

1. 饮食积滞　本品甘平，能消食健脾开胃，尤善于促进淀粉类食物的消化。长于消米面薯芋类饮食积滞，常与山楂、神曲、鸡内金等药同用。治疗小儿乳食停滞，单用本品煎服或研末服均有效。治脾虚食少，常与白术、陈皮等药同用。

2. 回乳消胀，用于乳汁郁积、乳房胀痛、妇女断乳　本品有回乳消胀之功，可减少乳汁分泌，单味煎服用于妇女断乳或乳汁郁积所致乳房胀痛。

3. 疏肝解郁，用于肝郁气滞　本品入肝亦能疏肝理气以解郁。治疗肝气郁滞或肝胃不和，胁肋及脘腹胀痛，常与柴胡、香附等药同用。

【典籍拾粹】

（1）"虽为脾胃之药，而实善疏肝气。"（《医学衷中参西录》）

（2）"凡怫郁致成膨膈等症，用之甚妙。"（《本草求原》）

（3）"治妇女奶乳不收，乳汁不止。"（《滇南本草》）

【名方概览】

健脾丸。（《本草纲目》）

【便验采菁】

（1）治疗真菌感染：取麦芽40g，加入到75%乙醇中，室温浸泡1周或密闭于70～80℃温水中浸泡3～4天，取上清液过滤，得到橙黄色液体备用。每日2次，在感染处搽4周左右即获佳效。（《中西医结合杂志》）

（2）治疗肝炎：取麦芽15g，研磨成粉制成糖浆内服（10mL），每日3次，饭后服，另加适量酵母或复合维生素B片，30天为1疗程，连服至治愈后再服1疗程。（《新西药通讯》）

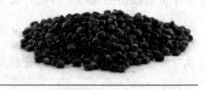

莱菔子

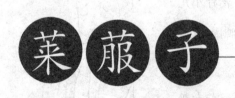

【药源解读】

本品为十字花科植物萝卜的干燥成熟种子。关于莱菔子的名字，有一个好玩的故事。据说慈禧太后曾经过于疲劳，结果导致卧床不起。官中的御医束手无策，一个郎中却用三钱萝卜籽治好了她的病。慈禧为其命名,说"这药呢,是你带来的,给我一服病就好了,那就叫来服,既然是一种植物,那就再加个草字头吧。"凌奂在《本草害利》中记载:"莱菔辛甘平,生食宣气,熟食降气,宽中消食,化痰散瘀。叶(亦称菜)味辛、苦,性温,功用略同,亦甚消伐,檐上过冬经霜者,治喉痹黄疸有神功。烟熏垂死,嚼汁咽下。〔害〕莱菔惟专下气,复能耗血,久食涩营卫,白人须发。服地黄首乌者,不可食。子,消痰下气更速。凡虚弱者服之,气难布息。〔利〕辛温,入肺、脾、胃,长于利气。炒熟下气定喘,消食除膨。生研堪吐风痰。醋调能消肿毒。治痰之功,有以冲墙倒壁为喻者。误服参,此能消之。"

【药性与功效】

味辛、甘,性平。归肺、脾、胃经。消食除胀,降气化痰。

【临床应用】

1. 食积气滞　本品味辛行散,又善行气消胀。治食积气滞所致的脘腹胀满或疼痛、嗳气吞酸,常与山楂、神曲、陈皮等同用。治食积气滞兼脾虚者,常与白术同用,攻补兼施。

2. 咳喘痰多、胸闷食少　本品既能消食化积,又能降气消痰。尤宜于咳喘痰壅、胸闷兼食积者,常与芥子、苏子等药物同用。

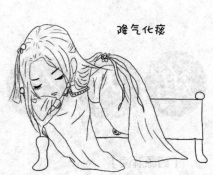

在中药概念中,"人参恶莱菔子"属于七情中的相恶。《神农本草经》虽早有"勿用相恶相反者"之戒,但李时珍却指出:"古今有用相恶相反者。"在大量临床应用中,人参和莱菔子是很好的配伍搭档。如清初名医陈士铎认为,两者伍用可以相辅相成。他在《辨证录》中用人参与莱菔子配伍之方有奠土汤、加味四君子汤、温土汤、生胃进食汤、瓜蒂散等。陈士铎善用二药治疗虚实夹杂证。近代已故名医江苏省中医院张泽生教授也认为，人参或党参与莱菔配用，此属变法。张教授曾说："余在临床上常用于噎嗝病人，中气已虚而兼逆痰阻者，莱菔子得人参，可降气消痰而不耗气。人参得莱菔子补而不滞。"

【典籍拾粹】

（1）"顺气开郁，消胀除满。"（《医学衷中参西录》）

（2）"凡胃有气食停滞致成鼓胀者，非此不除。"（《本草正》）

（3）"消痰下气更速。"（《本草经疏》）

【名方概览】

（1）保和丸。（《丹溪心法》）

（2）三子养亲汤。（《韩氏医通》）

【便验采菁】

（1）治疗硅沉着肺：鲜莱菔汁及茅根汁为主饮用。（《新中医》）

（2）治疗糖尿病：莱菔汁100～150mL，1次服用，每日2次，7天为1疗程，连服3～4疗程。（《新中医》）

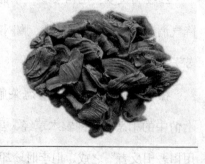

鸡内金

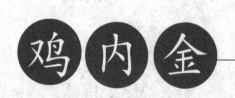

【药源解读】

本品为雉科动物家鸡的沙囊内壁。我国各地均产。杀鸡后，取出鸡肫，趁热剥取内壁，洗净，干燥。生用、炒用或醋制入药。

【药性与功效】

味甘，性平。归脾、胃、小肠、膀胱经。消食健胃，涩精止遗。

【临床应用】

1. 饮食积滞，小儿疳积　本品消食化积作用较强，并可健运脾胃，故广泛用于米面薯芋乳肉等各种食积证。若配山楂、麦芽等，可增强消食导滞作用，治疗食积较重者。若与白术、山药、使君子等同用，可治小儿脾虚疳积。

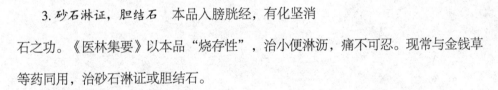

2. 肾虚遗精、遗尿　本品可固精缩尿止遗。若以本品配菟丝子、桑螵蛸等，可治遗尿，如鸡肶胵散。（《圣惠方》）

3. 砂石淋证，胆结石　本品入膀胱经，有化坚消石之功。《医林集要》以本品"烧存性"，治小便淋沥，痛不可忍。现常与金钱草等药同用，治砂石淋证或胆结石。

【典籍拾粹】

（1）"主泄利。"（《神农本草经》）

（2）"止泄精，并尿血、崩中、带下、肠风泻痢。"（《日华子本草》）

（3）"宽中健脾，消食磨胃。治小儿乳食结滞，肚大筋青，痞积疳积。"（《滇南本草》）

【名方概览】

鸡肶胵散。（《圣惠方》）

【便验采菁】

（1）用鸡内金或经适当配伍可用于治疗消化不良、体虚遗精、无阻力性尿失禁、小儿遗尿、尿频等多种疾病，疗效满意。近年还报道：用金矾散（炙鸡内金、枯矾各等分）以淡盐糖水送服，治疗婴幼儿腹泻100例，效果满意。(《云南中医杂志》)

（2）服用由鸡内金、茵陈等组成的摩罗丹治疗萎缩性胃炎325例，每次服1～2丸，每日3次，饭前服，连服3个月为1疗程，经胃镜复查，有效率为60.9%。(《中医药》)

止血药

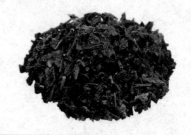

小蓟

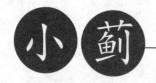

【药源解读】

本品为菊科植物刺儿菜或刻叶刺儿菜的地上部分或根。我国大部分地区均产。夏、秋季花期采集。除去杂质，晒干，生用或炒炭用。

【药性与功效】

味甘、苦，性凉。归心、肝经。凉血止血，散瘀解毒消痈。

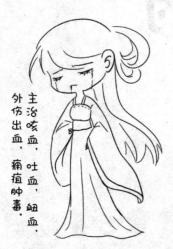

主治咳血、吐血、衄血、外伤出血、痈疖肿毒。

【临床应用】

1. **血热出血证** 本品性属寒凉，善清血分之热而凉血止血，由于血热妄行所致吐、咯、衄血，便血崩漏等出血皆可选用。临证治疗多种出血证，常与大蓟、侧柏叶、茅根、茜草等同用。因本品兼能利尿通淋，故尤善治尿血、血淋，可单味应用，也可配伍生地、滑石、山栀、淡竹叶。

2. **热毒痈肿** 本品能清热解毒，散瘀消肿，用治热毒疮疡初起肿痛之证。可单用鲜品捣烂敷患处，也可与乳香、没药同用。

【典籍拾粹】

（1）"小蓟根凉，无毒，治热毒风并胸膈烦闷，开胃下食，退热，补虚损。苗，去烦热，生研汁服。小蓟力微只可退热，不似大蓟能补养下气。"（《日华子本草》）

（2）"清火、疏风、豁痰，解一切疔疮痈疽肿毒。"（《本草纲目拾遗》）

【名方概览】

（1）十灰散。（《十药神书》）

（2）小蓟饮子。（《济生方》）

（3）神效方。（《普济方》）

【便验采菁】

（1）用小蓟30g，加水800mL，煎取200mL，灌胃，治疗胃切除术后出血11例，疗效满意。（《浙江中医杂志》）

（2）用小蓟干品6g或鲜品10g放入杯中，用开水30～50mL浸泡10分钟，睡前服，疗程2个月。共治疗顽固性失眠56例，疗效确切，无不良反应。（《山东中医杂志》）

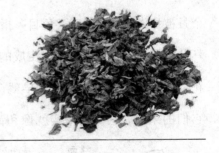

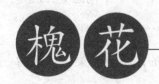

【药源解读】

本品为豆科植物槐的干燥花及花蕾。相传古时有尊槐之风习，槐于古代是吉祥、长寿和官职的象征。槐花即为槐树的花。清代被誉为"四大温病学家"之一的叶天士在《本草经解》中记载："入手太阴肺经，味苦无毒，得地南方之火味。入手少阴心经，气味俱降，阴也。肺与大肠为表里。五痔大肠之火症也。槐花味苦清心，所以主之。火郁于心则痛，气平能清，味苦能泄，所以主之也。眼赤，肝有实火也，实则泻其子。味苦清心，心乃肝之子也。腹太阴经行之地，脏即大肠，肺之合也。味苦可以杀虫，所以主之也。皮肤肺之合也，平能清风，苦能泄热，所以主之。肠风下血，大肠火也。赤白痢。大肠湿热也。"

槐实和槐花均产于槐树，二者气味相同。槐花为花未开之蕊，禀天秋凉之金气，苦凉轻清，是入阳明、厥阴血分的药。若入汤剂槐花功效胜于槐实；槐实气味较花重，若用入丸药之中，槐实胜于槐蕊。《本草便读》中对其有较为详细的描述："花色黄质轻，能入手足阳明血分，凉而带散，故治肠风痔漏之外，又能治痈疽毒疮，皮肤风湿等证。槐角则所结之子也，色紫质重，但入肝与大肠，下降之力为多，故治肠风痔漏之外，兼治崩带下血，由于下焦血分有热者，皆可用之。"

李时珍在《本草纲目》中写道："槐之生也，季春五日而兔目，十日而鼠耳，更旬日而始规，再旬日而叶成，四五月间开黄花。"春天三个月，最后的一个月被称为"季春"。"兔目"指的是槐树的新叶，"鼠耳"比喻槐花像老鼠耳朵的样子。这里是对槐树生成的一个介绍。国槐春末发芽，农历四五月才开花。而这个时候，洋槐的花早就谢了。国槐与洋槐还有一个不同之处，就是它们的果实。国槐的果实就像和尚手里拿的"念珠"一样，是一粒一粒的，未成熟时用手一捏黏黏的，手上会染上许多黄汁，成熟后也不会开裂。而洋槐的果实是扁圆的，有点类似我们平常吃的扁豆，成熟后会裂开。另外，洋槐的小枝上有尖锐的小刺，而国槐是没有的。

吐血

【药性与功效】

味苦，性微寒。归肝、大肠经。凉血止血，清肝泻火。

【临床应用】

1.血热便血，痔血，血痢，崩漏，吐血，衄血　本品性属寒凉，功善凉血止血，可用治血热妄行所致的各种出血之证。因其苦降下行，善清泄大肠火热，主入大肠经，故对大肠火盛之便血、痔血、血痢最为适宜。治疗肠风下血，常与侧柏叶、荆芥、枳壳等凉血止血、祛风、行气药同用；治疗新久痔血，常与黄连、地榆同用；用治血热便血，常与荆芥穗、枳壳等同用。

2.肝热目赤，头痛眩晕　本品味苦性寒，入肝经而又长于清泻肝火，适宜于肝火上炎所致病证。治疗肝火上炎之目赤肿痛、头痛眩晕，可单用本品煎汤代茶饮，或配伍夏枯草、菊花等药。

槐花味苦、微寒，入肝、大肠经，有清热、凉血、止血的功效。《本草纲目》认为，槐花乃"阳明、厥阴血分药也。故所主之病，多属二经。炒香频嚼，治失音及喉痹，又疗吐血衄血，崩中漏下"。《神农本草经》则认为久服槐花能"明目，益气，头不白"。由此可见，槐花还有乌发养颜的功效。

【典籍拾粹】

（1）"凉血之功独在大肠。"（《药品化义》）

（2）"足厥阴诸热证尤长。"（《本草经疏》）

（3）"疗眼目赤痛热泪。"（《本草正》）

【名方概览】

（1）榆槐脏连丸。（《成方便读》）

（2）槐花散。（《经验良方》）

【便验采菁】

（1）治疗血管硬化：槐花15g，煎水当茶常饮。（《中国民间百草良方》）

（2）治疗功能性子宫出血：陈槐花30g，百草霜15g，共研末，每服10g，热水酒送服。（《中国民间百草良方》）

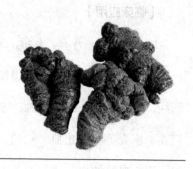

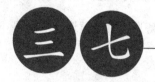

【药源解读】

本品为五加科植物三七的干燥根和根茎。《神农本草经》有"景天三七"一药，虽不能明确是否即为"南国神草"三七，但其中既有"三七"之名，表明秦汉时期的确有"三七"一物，并已经被用于药方之中。

《本草纲目》中记载："三七生广西南丹诸州番峒深山中，……甘，微苦，温，无毒。止血散血定痛，颇似人参之味"；并说"此药近时始出，南人军中用为金疮要药，云有奇功"，"乃阳明厥阴血分之药，故能治一切血病"。这是对三七首次有准确记载的著作，也表明三七在南方军队中被广泛用作金疮药。

郑和七下西洋促进了各民族间经济文化的交流和商品经济的发展，三七渐传入经济发达的中原地区，而且作为跌打损伤、活血化瘀的特效药物而遐迩海内。值得一提的是，李时珍已注意到三七"颇似人参之味"，从"味"的角度将二者联系在一起了。

关于"三七"之名的释义，历来有多种说法，尚无定论。三七的名字渊源，似应从最早应用三七的民族语言中去考究。广西西南部和云南南部的苗族是最早发现并利用三七的民族之一。苗语称三七为"猜（chei）"。生长在山中的"猜"，即为"山猜"。汉民族结合其有"粘合金疮如漆"之功效，谐音为"山漆"，简化为"三七"。因此，三七之名似是苗语中的"猜"和汉语中的"山"结合形成的，也被认为是我国民族医药结合的体现。此外，还有李时珍在《本草纲目》中记载："彼人言此叶左三右四，故名三七。"从植物学角度为三七释名，训释虽较为平直，但应可采信。

【药性与功效】

味甘、微苦，性温。归肝、胃经。散瘀止血，消肿定痛。

【临床应用】

1. 体内外各种出血证　本品味甘性温而入肝、胃经，长于止血，又善化瘀，有止血不留瘀、化瘀不伤正之特点，为治出血证的良药，广泛用于体内外各种出血，无论有无瘀滞均可应用，尤宜于瘀滞所致者。治疗上、下各部位出血，可单用本品内服，或配入复方使用；治疗外伤出血，可研末外掺，若配入凉血止血、收敛止血等方中，既可助其止血之效，又可防其留瘀之弊。

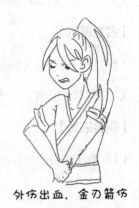

外伤出血，金刀箭伤

2. 跌打损伤等多种瘀血证　本品有良好的活血消肿定痛之效，为伤科要药，金疮、杖疮之圣药。治疗跌打损伤、瘀血肿痛或筋骨折伤等，可单味为末，黄酒或白开水送服；或与其他活血消肿之品配伍以增效。因本品活血化瘀定痛效佳，现代广泛用于胸痹心痛、癥瘕、

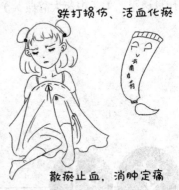

跌打损伤、活血化瘀

散瘀止血，消肿定痛

血瘀经闭、痛经及产后瘀阻腹痛等瘀血诸证。治疗胸痹心痛，常与丹参、川芎等活血化瘀药配伍；治疗血瘀经闭、痛经，可与当归、益母草等活血调经药同用。

此外，本品尚有补虚强壮作用，用于虚损劳伤，民间常以之与母鸡或猪肉

炖服。

【典籍拾粹】

（1）"最止诸血，外血可遏，内血可禁。"（《本草新编》）

（2）"无论上、中、下之血，凡有外越者，一味独用亦效，加入补血补气药之中则更神。"（《本草新编》）

（3）"凡产后、经期、跌打、痈肿，一切瘀血皆破。"（《玉楸药解》）

【名方概览】

（1）化血丹。（《医学衷中参西录》）

（2）腐尽生肌散。（《医宗金鉴》）

【便验采菁】

（1）治疗高脂血症：每日用三七粉1.8g，分3次饭前服，连续1个月。（《中草药》）

（2）治疗急性坏死性节段性小肠炎：用三七研粉末，每次0.9g，每日3次，开水送服。（《中药大辞典》）

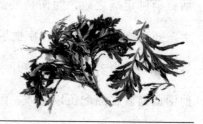

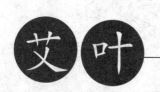

【药源解读】

艾叶为菊科多年生植物艾的干燥叶。主产于鄂、鲁、皖、冀等地。春末夏初花未开时采摘。晒干或阴干。生用、捣绒或制炭用。

【药性与功效】

味辛，苦，性温，有小毒。归肝、脾、肾经。温经止血，散寒止痛，调经安胎，祛湿止痒。

【临床应用】

1. 虚寒性出血证　本品善于温经止血。适用于虚寒性出血病证，尤宜于崩漏。治疗下元虚冷，冲任不固所致的崩漏下血，多与阿胶、地黄同用；治疗血热妄行之出血证，多与生地黄、生荷叶、生柏叶同用。既可加速止血，又可防止大堆寒凉药物而致凉遏留瘀之弊。

2. 虚寒性腹痛　本品有温经散寒止痛作用。治疗脾胃虚寒，脘腹冷痛，多与干姜、陈皮同用；治疗妇女宫寒腹痛，经行腹痛，多与香附、肉桂同用；治疗脾胃虚寒所致的脘腹冷痛，可以单味艾叶煎服，或以之炒热熨敷脐腹，或配伍温中散寒之品。

3. 虚寒型月经不调及胎动不安　本品有调经止痛，止血安胎作用。治疗下焦虚寒或寒客胞宫之月经不调、痛经、宫冷不孕及胎漏下血、胎动不安，多与阿胶同用。

4. 泻痢霍乱，妇女带下及湿疹　本品有祛湿止痒之功。治疗寒湿下注之泻痢带下，可与干姜、陈皮同用；治疗皮肤湿疹、疥疮，可与黄柏、花椒等同用。

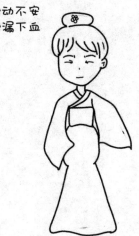

此外，将本品捣绒，制成艾条、艾炷等来熏蒸针灸体表穴位，能温煦气血，透达经络，为温灸的主要原料。

【典籍拾粹】

（1）"凡妇人血气寒滞者，最宜用之。"（《本草正》）

（2）"老弱虚人，下元畏冷者，以熟艾兜其脐腹，妙不可言。"（《本草汇》）

（3）"可治湿热生虫之恙。"（《本草正义》）

【名方概览】

（1）胶艾汤。（《金匮要略》）

（2）四生丸。（《妇人大全良方》）

（3）艾附暖宫丸。（《仁斋直指方》）

【便验采菁】

（1）治疗急性菌痢：用20%艾叶煎剂，日服4次，每次40mL。（《中药大辞典》）

（2）治疗慢性肝炎、肝硬化：用艾叶1000g，加工成艾叶注射液，每支2mL，相当于生药2g，每日肌肉注射1次，每次4mL，疗程1～2月。（《新医学》）

活血化瘀药

川芎

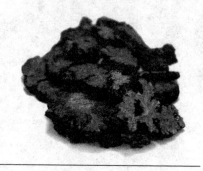

【药源解读】

本品为伞形科植物川芎的干燥根茎。

川芎本名为芎,为古今有名的川产大宗商品药材,其道地性极强,长期以来集中在都江堰金马河上游以西地区,故名川芎。《本草便读》记载:(川芎)辛甘微苦。力能解郁调经,润泽且香。功可和营理气,愈头风之偏正。性喜上升,补肝燥之虚衰,善通奇脉。温宣之性,能疏血分风寒,走窜无方。防劫阴中元气。川芎为治头痛的要药,主入肝、胆、心包经,具有活血行气,祛风止痛的功效。《神农本草经》中即有其"主中风入脑,头痛"之记载。金元时期,李东垣更有"头痛必用川芎"之谓。前贤王好古谓其可搜肝风,补肝润肝。《本草择要纲目》中写道:(川芎)辛温无毒,浮而升阳也,少阳本经引经之药,又入手足厥阴气分。风入脑头痛,面上游风,治一切面、一切气、一切血。

【药性与功效】

味辛,性温。归肝、胆、心包经。活血行气,祛风止痛。

【临床应用】

1.血瘀气滞,胸痹心痛,胸胁刺痛,跌仆肿痛,月经不调,经闭痛经,癥瘕腹痛 本品辛香行散,温通血脉,既能活血祛瘀,又能行气通滞,为"血中气药"(《本草汇言》)。其功善止痛,为治气滞血瘀诸痛证之要药。治疗肝郁气滞,胁肋作痛,常与柴胡、香附同用；治心脉瘀阻，胸痹心痛，常与丹参、红花同用；治疗肝血瘀阻，积聚痞块，胸胁刺痛，常与桃仁、红花同用；治疗跌仆损伤，瘀肿疼痛，常与乳香、没药同用；治疗心脉瘀阻之胸痹心痛，常与丹参、桂枝同用；治疗肝郁气滞之胁痛，常与柴胡、白芍同用；治疗跌打损伤、瘀肿疼痛，常与活血止痛、散瘀消肿之品同用。因其又能下行血海，长于下调经水，为妇科活血调经之要药，适宜于多种妇科病证。治疗血瘀经闭、痛经、产后恶露不尽、瘀阻腹痛等，常与当归、白芍、熟地等药同用。

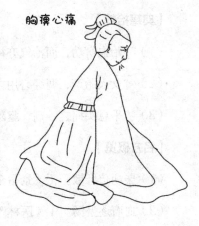

胸痹心痛

本品性善行窜，《本草汇言》称其能"下调经水，中开郁结"，善通达气血，为妇科活血调经要药。治瘀滞痛经闭经，月经不调，常与赤芍、桃仁同用；治寒凝血瘀之经行腹痛、闭经，常与当归、吴茱萸同用；治疗产后瘀阻腹痛，恶露不行，常与当归、桃仁同用。现代将其主要成分川芎嗪制成注射剂，临床用于多种疾病，尤其多用于心脑血管疾病。

2. 头痛　本品禀性升散，《本草汇言》谓其能"上行头目"，既能活血行气止痛，又长于祛风止痛，为治头痛之要药。不论风寒、风湿、风热、血虚、血瘀所致头痛皆可配伍应用，故有"头痛必用川芎"之说。治外感风寒头痛，可与白芷、细辛同用；治风热头痛，常与升麻、藁本同用；治风湿头痛，常与羌活、藁本同用；治疗血虚头痛，常与当归、白芍等同用；治血瘀头痛，常与赤芍、红花等活血通窍药同用。

3. 风湿痹痛　本品辛散温通，能"旁通络脉"，具有祛风通络止痛之功，治风湿痹阻、肢节疼痛，常与羌活、当归同用。

【典籍拾粹】

（1）"治血有功，而治气亦神验。"（《本草汇言》）

（2）"女人胎产，调经必用之药。"（《本草发明》）

（3）"平息头痛之妙剂，驱除面风之良药。"（《本草易读》）

【名方概览】

（1）柴胡疏肝散。（《景岳全书》）

（2）血府逐瘀汤。（《医林改错》）

（3）生化汤。（《傅青主女科》）

（4）川芎茶调散。（《太平惠民和剂局方》）

【便验采菁】

（1）治疗功能性子宫出血：川芎 24～28g，白酒 30mL 制成煎剂，日服 1 剂，分 2 次服。（《陕西中医》）

（2）治疗扁平疣：用 10% 川芎及防风注射液各 3mL，混合后注射于双侧血海穴、风池穴，每穴 1.5mL，每日或隔日 1 次。（《湖北中医杂志》）

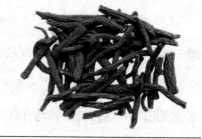

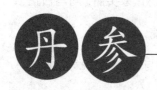

【药源解读】

本品为唇形科植物丹参的干燥根和根茎。丹参始载于《神农本草经》，《名医别录》曰"一名赤参"。李时珍根据五行相配的原理，以赤色入心，对"赤参"一名做了解释。《神农本草经》"一名郄蝉草",南朝时期陶弘景《本草经集注》曰:"时人呼为逐马"。唐萧炳《四声本草》:"酒浸服之,治风软脚,可逐奔马,故名奔马草"。宋《通志》:"俗谓之逐马,言驱风之快也"。皆指丹参疗效好且快。近代的"活血根"等也根据丹参具有活血补血的功效来命名。

以色泽命名的名称有"丹参""赤参""紫参"等。《神农本草经》以丹参为正名,后世皆沿用此名称。此外根据颜色命名的还有血山根、血丹参、大红袍、状元红(河北)、山丹参(安徽)、红丹参(湖北)、赤参(四川)、紫丹参、红根(江苏)、血参根(东北)、血参(河南),均指其根皮红色而言。

【药性与功效】

味苦,性微寒。归心、肝经。活血调经,凉血消痈,清心安神。

【临床应用】

1.血瘀证　本品功擅活血祛瘀,"内之达脏腑而化瘀滞,故积聚消而癥瘕破;外之利关节而通脉络,则腰膝健而痹著行"(《本草正义》)。药性平和,祛瘀而不伤正,为活血祛瘀要药,"凡血病凝结者无不治之"(《神农本草经百种录》)。若治瘀血闭阻之胸痹胸痛,可单用本品,即丹参片(《中国药典》)。治血瘀气滞之胸痹心痛,常与三七、冰片合用;治血瘀气滞之心胃疼痛,常与檀香、砂仁同用;治癥瘕积聚,常与三棱、莪术同用;治跌打损伤,瘀滞作痛,常与乳香、没药等同用;治风湿热痹,关节红肿疼痛,常与秦艽、忍冬藤同用。本品活血祛瘀,善能通经止痛,"为调经产后要药"(《重庆堂随笔》)。常用于月经不调、痛经、经闭及产后瘀阻腹痛等妇产科瘀血病证。因

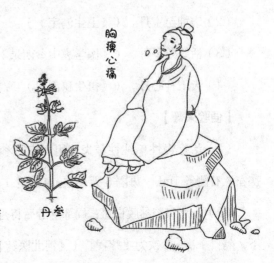

其性偏寒凉，以治血热瘀滞者最宜。可单用研末酒调服，或与红花、桃仁、益母草等同用。

2. 热病心烦　本品"专入心经。盖心恶热，如有邪热，则脉浊而不宁，以此清润之，使心神常清"（《药品化义》），故有清心、除烦、安神之效。适用于温热病热入营分之心烦少寐，常与水牛角、生地黄等同用。

3. 疮痛肿毒　本品既可清热凉血解毒，又可活血祛瘀消痈。对于热毒瘀阻所引起的疮痈肿毒，常配其他清热解毒药同用。如治乳痈初起之消乳汤（《医学衷中参西录》），即以本品配金银花、连翘、穿山甲等同用。

【典籍拾粹】

（1）"为调理血分之首药。"（《本草便读》）

（2）"为调经产后要药。"（《重庆堂随笔》）

（3）"凡血病凝结者无不治之。"（《神农本草经百种录》）

【名方概览】

（1）丹参散。（《妇人大全良方》）

（2）宁坤至宝丹。（《卫生鸿宝》）

（3）活络效灵丹。（《医学衷中参西录》）

（4）天王补心丹。（《摄生秘剖》）

【便验采菁】

（1）治疗慢性单纯性鼻炎：用复方丹参注射液于下鼻甲前黏膜内注射，每次左、右侧各1mL，每隔5天1次，4次为1疗程。（《中西医结合杂志》）

（2）治疗口腔黏膜白斑：局部麻醉后将丹参注射液2～4mL注射于患区黏膜下，隔日1次，7次为1疗程。（《河北医药》）

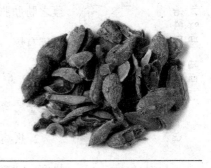

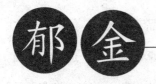

【药源解读】

本品为姜科植物温郁金、姜黄、广西莪术或蓬莪术的干燥块根,前两者分别习称"温郁金"和"黄丝郁金",其余按性状不同习称"桂郁金"或"绿丝郁金"。

郁金始载于《药性论》。《新修本草》曰:"此药苗似姜黄,花白质红,末秋出茎心,无实。根赤黄……岭南者有实,似小豆蔻,不堪啖。"《本草纲目》亦云:"其苗似姜,其根大小如指头,长者寸许,体圆有横纹如蝉腹状,外黄内赤。"从上述形态特征的描述可推断明代以前郁金的来源是植物姜黄的侧生根茎,而非今之块根。大约明末清初时,郁金的药用部位由根茎向块根改变,如清代的《植物名实图考》云:"郁金,其生蜀地者为川郁金,以根如螳螂肚者为真。其用以染黄者为姜黄。"

【药性与功效】

味辛、苦,性寒。归肝、心、肺经。活血止痛,行气解郁,凉血清心,利胆退黄。

【临床应用】

1.血瘀气滞诸痛　本品辛能行散,主入肝经。为"血家要药,又能开郁通滞气"(《药性通考》)。既能活血祛瘀以止痛,又能疏肝行气以解郁,凡气血郁遏不行,胸腹胁肋诸痛皆可运用。因其性寒凉,对血瘀气滞而有郁热者最为适宜。治肝郁毒蕴之胁肋胀痛、口苦纳呆，常配郁金、白芍、麦芽等；治肝郁有热、气滞血瘀之痛经、乳房作胀，常配柴胡、栀子、当归等；治毒瘀内结之癥瘕痞块（瘤），可与五灵脂、枳壳、马钱子粉等同用。

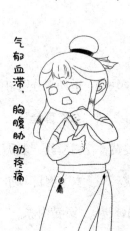

治肝郁化火，气火上逆之吐血、衄血

气郁血滞，胸腹胁肋疼痛

2. **热病神昏，癫痫发狂** 本品苦寒入心，能清心经之热邪，"豁痰涎于心窍"（《本草便读》）。适用于湿温病痰浊蒙蔽清窍之神志不清，及痰火蒙心之癫痫发狂。前者常配石菖蒲、栀子、鲜竹叶等；后者每与白矾、薄荷同用。

3. **血热出血** 本品苦寒降泄，既能清肝经血分之热邪而凉血，又能顺气降火，使气降则火降，火降则血不妄行，而收止血之功。适用于肝郁化火，气火上逆之吐血衄血、妇女倒经，以及热结下焦、灼伤血络之尿血、血淋等，常与生地、丹皮、小蓟等凉血止血药同用。

4. **湿热黄疸，胆胀胁痛** 本品性寒，入肝胆经，能清利肝胆湿热而退黄、排石。若治湿热黄疸，症见目黄身黄、胁痛乏力、尿黄口苦者，可与茵陈、金钱草等同用。治湿热煎熬成石，胆胀胁痛者，可与金钱草、鸡内金等同用。

【典籍拾粹】

（1）"为调气行瘀血之要药。"（《本草汇笺》）

（2）"最凉心热。"（《本草易读》）

（3）"血热则瘀遏不归经，此能凉血而散之。"（《本草发明》）

【名方概览】

（1）颠倒木金散。（《医宗金鉴》）

（2）菖蒲郁金汤。（《温病全书》）

(3)郁金散。(《普济方》)

【便验采菁】

(1)治疗成人癫痫:用郁金、木香各15g,香附9g,朱砂1.5g,上药共为细末,分成10包,成人每日1包,3个月为1疗程。(《安徽中医学院学报》)

(2)治疗自汗:郁金30g,五倍子9g,共为细末,每次用10~15g,加适量蜂蜜调成药饼2块,贴于两侧乳头上,再用胶布固定,每天换药2次。(《中医杂志》)

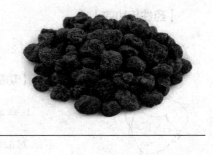

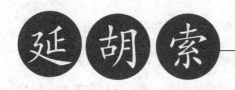

【药源解读】

本品为罂粟科植物延胡索的干燥块茎。延胡索始载于宋《开宝本草》,后代本草均有收载。《本草纲目》列入草部之下,并引唐代本草载:"安东延胡索生奚国,从安东道来,根如半夏,色黄"。据考证,"奚"即今河北省承德地区。"安东"指唐朝安都护府,即今辽宁省朝阳和锦州地区。据调查,上述地区山地野生延胡索的块茎确似半夏,黄色,可见唐代《本草拾遗》记载的延胡索,即该地区野生的齿瓣延胡索及其变种。明代《本草纲目》记载:"今茅山上龙洞种之,每年寒露后栽,立春后生苗,叶如竹叶样,三月长三寸高,根丛生如芋卵样,立夏崛起"。根据上述植物形态、产地等记载,并观《本草纲目》《植物名实图考》附图,可以认为与今江浙等地栽培的延胡索相符。

该药材名称经历延胡索—玄胡索—延胡索的变动。我国古代用字确有避帝讳之事实。从延胡索名称变动的时间来看，北宋末，北方政权辽的天祚帝（1101～1125年在位）耶律延禧，名中有"延"字，其时东北在辽的统治之下，延胡索遂避讳而改称玄胡索，这种改称自然得不到宋的支持。而且辽不久即亡，影响亦不大，所以宋的本草仍称延胡索，但当时延胡索只有安东品，因此有些方剂书依商品名称写成玄胡索，逐渐形成两名通用。到了清初，康熙帝（1662～1722年在位）爱新觉罗·玄烨，名中有"玄"字，玄胡索之名不能再用，于是称延胡索。《本草述》曰："延胡索即玄胡索"。自此以后，延胡索之名通行天下，玄胡索之名渐废。

【药性与功效】

味辛、苦，性温。归肝、脾经。活血、行气、止痛。

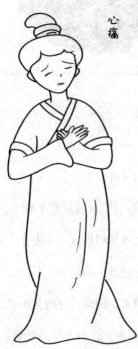

心痛

【功能主治】

1. **血瘀气滞诸痛** 本品辛散温通，既活血，又行气。本品为治血瘀气滞诸痛之要药，尤其对肝胃胸腹等内脏诸痛最为适宜。若治卒然心痛，或心痛经年不愈，与甘草同用；治气滞血瘀的胃痛、胁痛、头痛及痛经，与白芷合用；治肝郁化火，气滞血瘀之胸腹胁肋疼痛，每与川楝子合用；治气滞血瘀所致的胃脘刺痛，常配枯矾、海螵蛸。治气滞血瘀之痛经、月经不调、产后瘀滞腹痛，可与当归、益母草、香附等同用；治跌打损伤、瘀肿疼痛，常与乳香、没药、桃仁等同用。

2. **本草摘要** 《雷公炮炙论》："心痛欲死，速觅延胡。"《本草正义》："延胡虽为破滞行血之品，然性情尚属和缓，不甚猛烈，古人必以酒为导引助其运行，其本性之不同于峻厉亦可想见。而又兼能行气，不专于破瘀见长，故能治内外上下气血不宣之病，通滞散结，主一切肝胃胸腹诸痛，盖攻破通导中之冲和品也。"

【典籍拾粹】

（1）"气血兼理。"（《本草汇》）

（2）"不论是血是气，积而不散者，服此力能通达。"（《本草求真》）

（3）"专治一身上下诸痛，用之中的，妙不可言。"（《本草纲目》）

【名方概览】

金铃子散。（《素问病机气宜保命集》）

【便验采菁】

（1）治疗心律失常：以延胡索粉5～10g，每日3次口服。（《北京医学》）

（2）治疗急慢性扭挫伤：醋制延胡索、广木香、郁金各等份，共研细末，以温开水送服15g，每日3次。（《浙江中医杂志》）

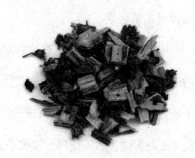
跌打损伤

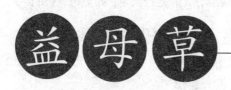

益母草

【药源解读】

本品为唇形科植物益母草的新鲜或干燥地上部分。

同物异名：益母草始载于《神农本草经》，云：味辛，微温。主明目益精，除水气。久服轻身，茎主隐疹痒，可作浴汤。一名益母，一名益明，一名大札。生池泽。《说文解字》云：蓷，萑也。《尔雅》云：萑，蓷。《广雅》云：益母，茺蔚也。刘歆曰：蓷，臭秽。臭秽，即茺蔚也。旧作茺，非。《名医别录》曰：一名贞蔚，生海滨，五月采。《本草图经》云：充蔚子，又名郁臭草，苦低草。《本草纲目》记载：土质汗即充蔚子。《证类本草》云：三月采益母草，一名负担，一名夏枯草，洗择令净……《本草述钩元》云：茺蔚，即益母草，一名野天麻，亦名夏枯草，古用实，今用草。可见，益母草的叫法是多种多样的。

同名异物：《本草衍义》记载：夏枯草，今又谓之郁臭。自秋便生，经冬不瘁。春开白花，中夏结子，遂枯。古方九烧灰，合紧面药。初生嫩时作菜食之，须浸洗，淘去苦水，治瘰鼠漏。郁臭即为益母草。古之将夏枯草与益母草混淆，震亨曰：郁臭草有臭味，即茺蔚是也；夏枯草无臭味，明是两物。俱生于春，夏枯先枯而无子；郁臭，后枯而结子。李时珍谓益母草夏至后即枯，故亦有夏枯之名。《本草图经》曰：豨莶，俗呼火杴草，《神农本草经》不著所出州郡，今处处有之；《本草纲目》药名同异项下记载：火杴（茺蔚、豨莶）。今之豨莶草属菊科植物，二者有本质区别。

从上述历代诸家本草对益母草的论述来看，益母草自古即有同物异名和同名异物的情况。许多别名则是根据其性状以及功用命名的，如茺蔚，李时珍曰：此草及子皆充盛密蔚，故名茺蔚；如野天麻，其茎方类麻，故谓之野天麻；如益母，《韩诗》及《三苍》说，悉云益母，故曾子见益母而感；如益明，其功宜于妇人及明目益精，故有益母、益明之称；又如猪麻，俗呼猪麻，猪喜食之也。

【药性与功效】

味苦、辛，性微寒。归肝、心包、膀胱经。活血祛瘀，利水消肿，清热解毒。

【临床应用】

1.瘀滞月经不调，痛经经闭，恶露不尽 本品辛散苦泄，主入血分，功善活血调经，祛瘀通经，为妇科经产病的要药。治血瘀痛经、经闭，可单用本品熬膏服,如益母草流浸膏、益母草膏(《中国药典·一部》2015年版);治产后恶露不尽、瘀滞腹痛,或难产、胎死腹中,既可单味煎汤或熬膏服用,亦可与当归、川芎、乳香等药同用。

2. 水肿尿少　本品既能利水消肿,又能活血化瘀,尤宜于水瘀互结的水肿。可单用或与白茅根、泽兰等同用。治血热及瘀滞之血淋、尿血,常配伍车前子、石韦、木通等。

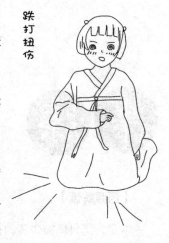

3. 跌打损伤,疮痈肿毒　本品辛散苦泄,性寒清热,既能活血散瘀以止痛,又能清热解毒以消肿。用于跌打损伤、瘀滞肿痛,可与川芎、当归等同用;治疮痈肿毒,可单用外洗或外敷,亦可配伍黄柏、蒲公英、苦参等煎汤内服。

附药:茺蔚子。本品为唇形科植物益母草的干燥成熟果实。性味辛、苦,微寒,归心包、肝经。活血调经,清肝明目。适用于月经不调,闭经痛经,目赤翳障,头晕胀痛。煎服,5～10g。瞳孔散大者慎用。

【典籍拾粹】

(1)"性善行走,能行血通经,消瘀逐滞甚捷。"(《本草汇言》)

(2)"治妇人经候不调,及胎前产后一切诸疾之要药。"(《本草约言》)

(3)"疮肿科以之消诸毒,解疔肿痛疽,以功能行血而解毒也。"(《本草汇言》)

【名方概览】

(1)送胞汤。(《傅青主女科》)

（2）益母丸。(《集验良方》)

【便验采菁】

（1）治疗中心性视网膜脉络膜炎：用益母草120g，加水1000mL，暴火煎30分钟，药渣再加水500～700mL，煎30分钟，合并2次煎服，分早晚2次空腹服。(《医学资料交流》)

（2）治疗荨麻疹：益母草膏每日2次，每次30g，连服5天，开水冲服。(《中医药研究》)

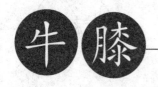

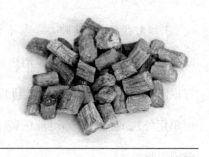

【药源解读】

本品为苋科植物牛膝的根。牛膝始载于《神农本草经》，陶弘景释名为"其茎有节似牛排膝"，即药名相形之义。《中国药典》亦将牛膝分为怀牛膝和川牛膝2种。

《神农本草经》中并未将牛膝分川、怀，明清之后始分。怀牛膝之名首见于明代方贤所著《奇效良方》，因主产怀庆府而得名。川牛膝分布于川、云、贵等省，以主产于四川而得名，为晚近发展的新品种。川牛膝之名首见于唐代，如唐蔺道人《仙授理伤续断秘方》中有载。追至宋代，医药学家已初步认识到川牛膝具有利尿通淋之功，并用于临床。如宋代杨士瀛《仁斋直指方》："小便淋痛，或尿血，或沙石胀痛，用川牛膝"。明代，医药学家则认为川牛膝亦有强筋骨之功，如明初兰茂的《滇南本草》谓"白牛膝强筋骨功胜川牛膝"。

古本草、方书中对川牛膝的形态描述太粗略，又少图例，无法确定其原植物。《中国药典》1963年版收载品种为头序怀苋或毛怀苋。而毛怀苋主产印度，在国内川牛膝主产区包括四川省天全县在内，尚未见到，故此说有误。据谢宗万先生调查鉴定，商品川牛膝原植物有2种：①川牛膝（甜牛膝），系传统药用川牛膝的正品；②头花怀苋（麻牛膝），实系川牛膝的混乱品种，为地区习惯用药。故1977年以后各版《中国药典》均载以川牛膝。

综上所述，历代本草所载之牛膝多指怀牛膝，且自唐以来，大都以怀产者为佳。根据历代用药经验，怀牛膝补肝肾、强筋骨作用好，而川牛膝通利关节、活血通经作用强。

【药性与功效】

味苦、甘、酸，性平。归肝、肾经。活血通经，补肝肾，强筋骨，引火下行，利尿通淋。

【临床应用】

1. 血瘀证　本品味苦降泄，性善下行，长于逐瘀血，通经脉，使"血行则月水自通，血结自散"（《本草经疏》）。故善治瘀滞经闭，痛经，产后瘀阻腹痛等妇科经产血瘀诸疾以及跌打损伤，瘀肿疼痛。治妇人月水不利，脐腹作痛者，常与当归、桃仁、川芎等同用；治跌打损伤、腰膝瘀痛，可与当归、乳香、没药等同用。

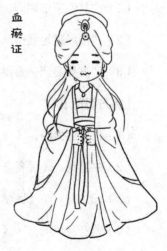

血瘀证

2. 腰膝酸痛，筋骨无力　本品主入肝、肾经，既能"益肝肾，强筋骨"（《本草从新》）；又能通血脉，利关节。为治肝肾不足之腰痛、腰膝酸软常用之品，常与杜仲、续断、补骨脂等同用。若治肝肾不足，下焦虚寒所致的冷痹，脚膝疼痛无力，可与肉桂、山茱萸同用。治湿热下注，足膝痿软肿痛者，常与苍术、黄柏同用。

3. 淋证，水肿　本品性主下行，能通利小便。若"五淋诸证，极难见效，惟牛膝一两，入乳香少许煎服，连进数剂即安"（《本草通玄》）。治腰重脚肿、小便不利，可与熟地黄、泽泻、车前子等同用。

4. 上部火热证　本品味苦泄降，能导热下泄，引血下行，以折上亢之阳，降上炎之火，止上逆之血。凡诸病"皆因其气血随火热上升所致，重用牛膝引气血下行，并能引其浮越火下行，是以能愈也"（《医学衷中参西录》）。若治阴虚阳亢之头痛眩晕，可与代赭石、牡蛎同用。治疗胃火上炎之齿龈肿痛，可与熟地、石膏、知母等同用。治气火上逆，迫血妄行之吐血、衄血，可与生地黄、郁金、栀子等同用。

此外，本品"能引诸药下行"（《本草衍义补遗》），"凡病在腰腿膝踝之间，必兼用之而勿缺也"（《药鉴》），故有"无膝不过膝"（《本草纲目》）之说。为临床治疗腰膝以下病证常用的引经药。

【典籍拾粹】

（1）"其性下走如奔，故能通经闭，破血癥。"（《本草正》）

（2）"惟股膝足胫诸证，最为捷应。"（《本草正义》）

（3）"淋症要药，血淋尤宜用之。"（《本草备要》）

【名方概览】

（1）血府逐瘀汤。（《医林改错》）

（2）牛膝汤。（《备急千金要方》）

（3）三妙丸。（《医学正传》）

（4）镇肝息风汤。（《医学衷中参西录》）

【便验采菁】

（1）治疗小儿肺炎：用鲜土牛膝绞汁内服。（《浙江中医杂志》）

（2）治疗鼻衄：用牛膝、代赭石、仙鹤草各等量为基础方，随证加减水煎服。（《浙江中医杂志》）

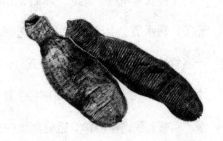

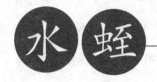

【药源解读】

本品为水蛭科动物蚂蟥、水蛭或柳叶蚂蟥的干燥全体。

水蛭（蚂蟥）属环节动物蛭纲颚蛭目，在内陆淡水水域生长繁殖，光滑，咸，苦，微毒。是中国古代特殊的药用水生动物，最先收载于《神农本草经》，列为下品。《本草纲目》谓其"咸走血，苦胜血。水蛭之咸苦，以除蓄血，乃肝经血分药，故能通肝经聚血。"有破血，活血化瘀，疏通效果。主治癥瘕积聚、血瘀经闭、跌打损伤、胸痹心痛、癫痫等症。

水蛭名称渊源长远，始载于《神农本草经》；南北朝医家陶弘景所著的《本草经集注》记录："蛭，今复有数种，此用马蜞得啮人，腹中有血者，仍干为佳，山蛭及诸小者皆不用"，曰其为"马蜞"；《唐本草》曰："马蛭"；《图经本草》记录："水蛭生雷池泽，今近处河池中多有之，一名蜞,此有数种，生水中者名水蛭，亦名马蟥"，曰其为"马蟥"；《本草衍义》曰："马鳖"；《济生方》曰："红蛭"；《医林纂要》曰："蚂蟥蜞"；《本草求原》曰："黄蜞"；现代药学专著《河北药材》称其为："水麻贴"；《中药材手册》称为："沙塔干、肉钻子"；《中国药典》2010年版收载其为"水蛭"。如上所述，水蛭名称的古今记录有马蜞、马蛭、马蟥、马鳖、红蛭、蚂蟥蜞、黄蜞、水麻贴、沙塔干、肉钻子等。但历代本草及现代资料中记为正名的仍多为水蛭。

《神农本草经》记录"水蛭,味咸,平。主逐恶血,瘀血月闭,破血癥积聚,无子;利水道。生池泽。"《名医别录》记录"水蛭,味苦,微寒,有毒。主堕胎,一名蛭,一名至掌。生雷泽。五月、六月采,暴干。"二书均强调水蛭生长环境与水相关。宋代官修的《本草图经》比较全面地总结了水蛭的品种。《本草图经》记录"水蛭,生雷泽池泽,近处河池中多有之。一名蜞。此有数种:生水中者名水蛭,亦名马蟥;生山中者名石蛭;生草中者名草蛭;生泥中者名泥蛭。并能著人及牛马股胫间,啮咂其血,甚者入肉中产育,为害亦大。水蛭有长尺者,用之当以小者为佳"。该书以水蛭的生长环境差别分为水蛭(又叫蚂蟥)、石蛭、草蛭和泥蛭4个种类。

【药性与功效】

味咸、苦,性平;有小毒。归肝经。破血逐瘀消癥。

【临床应用】

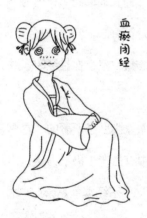
血瘀闭经

1. 血瘀经闭,癥瘕痞块 本品咸苦入血通泄,主归肝经,破血逐瘀力强,常用于瘀滞重证。治血滞经闭,癥瘕痞块,常与虻虫相须为用,也常配三棱、莪术、桃仁等药;若兼体虚者,可配伍人参、当归等补益气血药。

2. 中风偏瘫,跌打损伤,瘀滞心腹疼痛 本品有破血逐瘀、通经活络之功,又常用于中风偏瘫,跌打损伤,瘀滞心腹疼痛。治疗中风偏瘫,可与地龙、当归、红花等药配伍;治跌打损伤,常配伍苏木、自然铜、刘寄奴等;治瘀血内阻,心腹疼痛,大便不通,常配伍大黄、虎杖、牵牛子等。

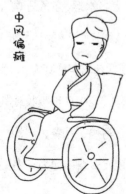
中风偏瘫

【典籍拾粹】

(1)"能逐恶血瘀血,破血癥积聚,通经闭。"(《本草正》)

（2）"入坚结，利若锋针；破瘀血，快如砭石。"（《本草约言》）

（3）"凡一切癥瘕积聚，折伤月闭，由于血瘀者皆可用之。"（《本草便读》）

【名方概览】

（1）抵当汤。（《伤寒论》）

（2）夺命散。（《济生方》）

【便验采菁】

（1）治疗肾病综合征：在应用激素的基础上，每日加水蛭粉3g口服，至第3周增至4.5g，4周为1疗程。（《中西医结合杂志》）

（2）治疗急性结膜炎：用活水蛭3条置于6mL生蜂蜜中，6小时后取浸液点眼，每日2次，每次1～2滴。（《毒药本草》）

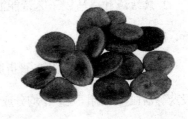

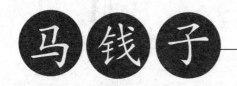

【药源解读】

本品为马钱科植物马钱的干燥成熟种子。马钱子，又名番木鳖，为外来药，李时珍曰："番木鳖生回回国"。

《本草纲目》曰：马钱"蔓生，夏开黄花。七八月结实如栝楼，生青熟赤，亦如木鳖。其核小于木鳖而色白。""番木鳖"之名多因其形似木鳖，出自番邦而得。

《本草纲目》中解释"马钱子"的名字为"状似马之连钱，故名马钱。"其中，"马之连钱"，指得就是马身上如同连钱状的毛纹。而马钱子入药部分为种子，呈扁圆形，其表面密被具丝状光泽的银色细茸毛，且茸毛自中央向四周匍匐生长并呈辐射状排列，就似"马之连钱"一般，故称其为马钱子。"马前"为马钱之音讹。

【药性与功效】

味苦，性温；有大毒。归肝、脾经。通络止痛，散结消肿。

【临床应用】

1. 通络止痛　马钱子苦、温，能祛风燥湿，对四肢筋骨的风邪湿邪尤为适宜。近代张锡纯言其开通经络、通利关节、止痛的功效，远远强于其他药物。可单独使用，但需注意生马钱子多有大毒，因此需用砂烫至其鼓起并显棕褐色或深棕色后使用，即炮制品制马钱子。

2. 散结消肿　马钱子味苦能泄，其性善于通行，能散结消肿。

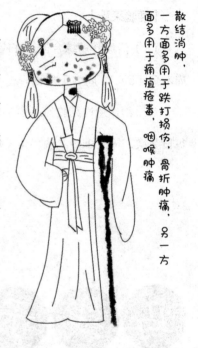

散结消肿，一方面多用于跌打损伤，骨折肿痛，另一方面多用于痈疽疮毒，咽喉肿痛

一方面多用于跌打损伤、骨折肿痛，常与乳香、没药等活血止痛药同用，平均分成9份，组成《急救应验良方》中的九分散，活血散瘀，消肿止痛；亦可与红花、血竭等同用，组成《医宗金鉴》中的八厘散，接骨散瘀；或与红花、生半夏、骨碎补等药加醋煎煮，熏洗使用。

另一方面多用于痈疽疮毒，咽喉肿痛，治疗痈疽、恶疮、丹毒等，因其毒性较大，多单独作外用，促进疮痈的消散，需注意马钱子内含的有毒成分能经皮肤吸收，因此外用时不适宜大面积涂抹；亦可与山豆根等研末成粉，吹入咽喉治疗喉部肿痛。

马钱子有大毒，主要为生物碱类成分，现代研究发现马钱子中毒的剂量与其达到疗效的剂量非常接近，极容易发生中毒反应，造成全身痉挛，呼吸困难，昏迷甚至出现窒息性死亡，故药典规定其用量在0.3～0.6g，且均用炮制品作丸剂、散剂使用。

【典籍拾粹】

（1）"开通经络，透达关节之力，实远胜于他药。"（《医学衷中参西录》）

（2）"疗咽喉痛痹，消痞块坚硬。"（《本草易读》）

（3）"为健胃妙药，若少少服之，但令胃腑蠕动有力，则胃中之食必速消。"（《医学衷中参西录》）

【名方概览】

（1）番木鳖散。（《医方摘要》）

（2）马前散。（《救生苦海》）

【便验采菁】

（1）治疗外阴溃疡：将马钱子制成粉末，加入适量香油调成糊状，涂抹患处。（《哈尔滨中医》）

（2）治疗带状疱疹：生马钱子去皮，与普通食醋磨成糊状，将药糊涂搽皮肤患处。（《新医学》）

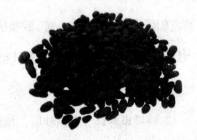

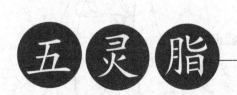

【药源解读】

本品为鼯鼠科动物橙足鼯鼠或飞鼠科动物小飞鼠的干燥粪便。古时候人们认为有足的动物叫作虫，而有"裸、毛、羽、鳞、介"这5种物件的，则称其为五灵，其粪便润如凝脂，以行取名，故名五灵脂。也有人说，这种动物的粪便经受五行的滋养，得五行的灵气，因而被称为五灵脂。

《本草乘雅半偈》记载：五灵脂气味甘温，无毒。主治心腹冷气，小儿五疳，辟疫气，治肠风，通和气脉，疗女子血闭。又曰：五灵脂，寒号虫所遗也。生北地极寒处，五台山中最多。现代研究一般认为五灵脂为鼯鼠或小飞鼠的干燥粪便，但多数古籍认为，五灵脂为寒号鸟（即曷旦鸟）的粪便，其在夜晚鸣叫，夏月羽毛五色。冬月毛落，便遇寒而号。清朝的候时鸟也。晋地有之。春夏羽仪丰盛，冬时裸形昼夜哀鸣。故张璐在《本经逢原》中记载了这样的事情："（五灵脂）苦酸寒小毒。研细酒飞去砂石晒干。生用则破血，炒用则和血。杨氏《丹铅录》谓之寒号虫，屎名五灵脂，谓状如凝脂，而受五行之灵气也。"

【药性与功效】

味甘，性温。入肝、脾经。活血散瘀，炒炭止血。

【临床应用】

1. 瘀滞痛证　本品专入肝经血分，性温而善温通，活血又止痛，为治疗瘀滞疼痛之常用药，常与蒲黄相须为用。治胸痹心痛、脘腹胁痛、痛经、经闭、产后瘀滞腹痛、骨折肿痛等多种瘀痛之症，可与其他活血化瘀、调经、疗伤、止痛之品同用。

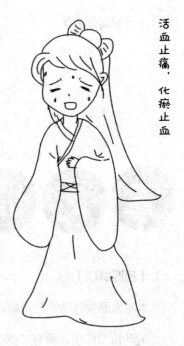

活血止痛，化瘀止血

2. 瘀滞出血证　本品炒用，既能活血又能止血，适宜于瘀血内阻、血不归经之出血。治疗妇女崩漏经多，色紫多块，少腹刺痛，既可单味炒研末，温酒送服，也常与蒲黄、三七等化瘀止血药同用。

此外，本品能解毒消肿止痛，善解蛇毒，尚可用于蛇、蝎、蜈蚣咬伤，可内服，也可配雄黄外敷。

【典籍拾粹】

（1）"入肝，散血最速。"（《本经逢原》）

（2）"痛证因于血滞者，下咽如神。"（《本草征要》）

（3）"理诸失血症，令血自归经而不妄行，能治崩中胎漏，及肠红血痢，奏绩独胜。"（《药品化义》）

【名方概览】

（1）失笑散。（《太平惠民和剂局方》）

（2）五灵脂丸。（《玉机微义》）

【便验采菁】

（1）治疗产后子宫复旧不全：取五灵脂置锅内加热，随炒随加米醋搅拌，待嗅到药味后，取出研细末，每服6g，黄酒送下，每日3次。（《广东医学》）

（2）治疗目生浮翳：用五灵脂、海螵蛸各等份，共研细末，煮猪肝蘸食。（《中药大辞典》）

化痰止咳平喘药

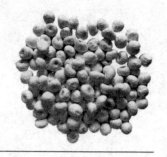

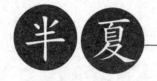

【释名】

半夏在《神农本草经》一名水玉,孙星衍又云:"《列仙传》云赤松子服水玉以教神农,即半夏别名。"如果赤松子服用的这种"水玉"是半夏,那么此药与《神农本草经》中半夏的下品地位不符。森立之则从另一个方面对"半夏五月苗始生"作出解释,《神农本草经》半夏条按语云:"叶有细阔二种,花有紫白二样,五月叶茎际生实,与百合实、零余子等同。此实即是嫩根落地而生芽也。《礼记·月令》所云五月半夏生,此之谓也。"森立之将五月半夏生解释为叶柄下部的珠芽。但无论如何解说"半夏五月生",直到汉代药用半夏可能都不是今用半夏。

魏晋文献中记载的半夏与今药用半夏接近,《名医别录》曰:"生令人吐,熟令人下。用之汤洗,令滑净。"《吴普本草》从植物的形态学特征上对半夏进行了描述:"一名和姑,生微邱,或生野中。叶三三相偶,二月始生,白花圆上。"这与今药用半夏的形态学特征符合。

半夏之名始见于《礼记·月令》:"五月半夏生,盖当夏之半。"在本草文献中则首载于《神农本草经》:"半夏,一名地文,一名水玉。味辛,毒。治伤寒,寒热,心下坚,下气,喉咽肿痛,头眩,胸胀,咳逆,肠鸣,止汗。生山谷。"李时珍在《本草纲目》释名项谓:"礼记月令:五月半夏生,盖当夏之也,故名。受田会意，水玉因形"而故名。

【药材来源】

本品为天南星科植物半夏的干燥块茎。

【药性与功效】

味辛、性温；有毒。归脾、胃、肺经。燥湿化痰，降逆止呕，消痞散结。

【临床应用】

1. 湿痰、寒痰证　本品辛温而燥，主入脾、肺经，长于燥化湿浊，温化痰饮，兼能止咳。"统治痰证甚验"（《药性通考》），尤为治湿痰、寒痰之要药。治痰湿壅肺之咳嗽痰多，色白易咳者，常与陈皮、茯苓、甘草等同用，如二陈汤（《太平惠民和州局方》）。治脾虚湿盛、痰浊内阻所致的眩晕、头痛，如蒙如裹，胸脘满闷者，则配天麻、白术、陈皮等，如半夏天麻汤（《中国药典》）。治寒饮咳喘，痰多清稀者，常与细辛、干姜等同用，如小青龙汤（《伤寒论》）。若配伍胆南星、瓜蒌仁等，也可用于咳嗽，咳痰黄稠之热痰证，如清气化痰丸（《医方考》）。

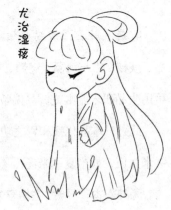
尤治湿痰

2. 呕吐　本品入胃经，长于降逆气，为止呕要药。各种原因所致的呕吐，皆可随证配伍使用，故有"呕家必用半夏"（《药品化义》）之说。如治胃热呕吐，可配黄连、竹茹等；治胃阴虚呕吐，可配石斛、麦冬等。因其性温，善除胃寒，化痰饮，故对痰饮或胃寒所致的呕吐最为适宜，前者每与生姜为伍，如小半夏汤（《金匮要略》）；后者常配丁香、干姜等，如丁香半夏丸（《济生方》）。若妊娠呕吐不止者，证属中气虚寒，痰湿内阻者，本品亦可使用，常与干姜、人参为伍，如干姜人参半夏丸（《金匮要略》）。

3. 心下痞，结胸，梅核气　本品辛开散结，化痰消痞。治寒热互结之心下痞，

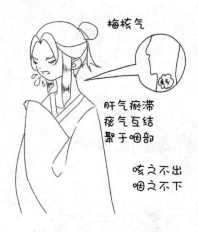

但满而不痛者，常配干姜、黄连、黄芩等，如半夏泻心汤（《伤寒论》）。治痰热互结，胸脘痞闷，按之则痛，或心胸闷痛之结胸证，每与瓜蒌实、黄连同用，如小陷胸汤（《伤寒论》）。治痰气搏结，咽中如有物阻之梅核气，常与厚朴、紫苏叶、茯苓等同用，如半夏厚朴汤（《金匮要略》）。

4.痈疽肿毒，瘰疬痰核，毒蛇咬伤 本品内服外用均能散结消肿，如治瘿瘤、痰核，常与海藻、连翘、贝母等同用；治痈疽肿毒、无名肿毒初起或毒蛇咬伤，可用生品研末调敷或鲜品捣敷。

此外，本品化痰和胃之功，尚可用治痰饮内阻，胃气不和，夜寐不安者，每与秫米为伍，如半夏秫米汤（《灵枢》）。

《神农本草经》："主伤寒寒热，心下坚，下气，咽喉肿痛，头眩，胸胀，咳逆肠鸣，止汗。"《名医别录》："消心腹胸膈痰热满结，咳嗽上气，心下急痛，坚痞，时气呕逆，消痈肿，堕胎。"《药性论》："能消痰涎，开胃，健脾，止呕吐，去胸中痰满，下肺气，主咳结。新生者摩涂痈肿不消，能除瘤瘿气。虚而有痰气加而用之。"

【典籍拾粹】

（1）"能于脾中涤痰除垢。"（《本草求真》）

（2）"辛燥开通，沉重下达，专入胃腑，而降逆气。"（《长沙药解》）

【名方概览】

（1）二陈汤。（《太平惠民和剂局方》）

（2）半夏白术天麻汤。（《古今医鉴》）

（3）小半夏汤。（《金匮要略》）

（4）半夏泻心汤。（《伤寒论》）

【便验采菁】

（1）治疗乳痈：以生半夏、细辛、斑蝥各等份，共研细末和匀。用时取1g药末裹于药棉中，塞入患乳对侧鼻孔。（《浙江中医杂志》）

（2）治疗痔疮：以生半夏、白矾、麻柳树叶各20g，加水200mL，置于容器内煮沸后，用药液熏洗患处。（《四川中医》）

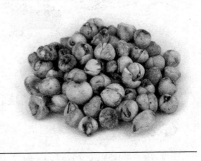

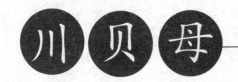

【药源解读】

本品为百合科多年生草本植物川贝母、暗紫贝母、甘肃贝母和棱砂贝母的鳞茎。前三者按不同性状习称"松贝"或"青贝"，棱砂贝母称"炉贝"。主产于四川、云南、甘肃、青海、西藏等地。夏秋两季采挖，除去须根、粗皮，晒干，生用。

【药性与功效】

味苦、甘，性微寒。归肺、心经。清热化痰，润肺止咳，散结消肿。

【临床应用】

1.热痰，燥痰证 本品苦寒清热，味甘质润，主入肺经。能清肺化痰，润肺止

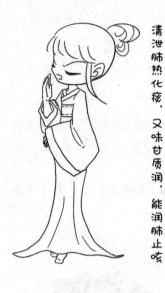

清泄肺热化痰，又味甘质润，能润肺止咳，"治火痰燥痰有功"（《本草便读》）。治风热犯肺，痰热内阻所致的咳嗽痰黄或咳痰不爽，可与桔梗、枇杷叶同用；治阴虚肺热，咳嗽，喘促，口燥咽干，常与麦冬、百合同用。

2. 瘰疬，乳痈，肺痈　本品有清热消痰散结之功。治痰火郁结之瘰疬痰核，常与玄参、牡蛎合用；治热毒壅结之疮疡，乳痈，常与蒲公英、天花粉同用；治肺痈咯吐脓血，五心烦热，胸闷咳嗽，可与桔梗、紫菀同用。

【典籍拾粹】

（1）"泄肺凉金，降浊消痰，其力非小，然清金而不败胃气，甚可嘉焉。"（《长沙药解》）

（2）"为消痰止嗽之神剂，乃清热除痰之良药。"（《本草易读》）

（3）"性喜润，专主肺家燥痰。"（《本草汇》）

【名方概览】

（1）二母散。（《急救仙方》）

（2）消瘰丸。（《医学心悟》）

【便验采菁】

（1）治疗前列腺肥大：贝母、苦参、党参各25g，水煎服。（《常用中草药新用途手册》）

（2）治疗晚期宫颈癌：以川贝母9～15g与雄家兔同炖服。（《新医学》）

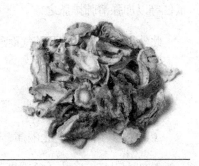

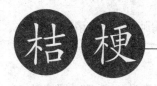

【药源解读】

本品为桔梗科植物桔梗的根。我国大部分地区均有产出,以东北、华北地区产量较大,华东地区质量较优。秋季采挖,除去须根,刮去外皮,放清水中浸2～3小时,切片,晒干生用或炒用。

【药性与功效】

味苦、辛,性平。归肺经。宣肺,祛痰,利咽,排脓。

【临床应用】

1. 咳嗽痰多,胸闷不畅 本品辛散苦泄,宣开肺气,祛痰,无论寒热皆可应用。风寒者,配紫苏、杏仁;风热者,配桑叶、菊花、杏仁;若治痰滞胸痹,常配枳壳用。

2. 咽喉肿痛,失音 本品能宣肺泄邪以利咽开音。凡外邪犯肺,咽痛失音者,常配甘草、牛蒡子。治咽喉肿痛,热毒盛者,可配射干、马勃、板蓝根等以清热解毒利咽。

3. 肺痈吐脓 本品性散上行,能利肺气以排壅肺之脓痰。治肺痈咳嗽胸痛。咳痰腥臭者,可配甘草;临床上可再配鱼腥草、冬

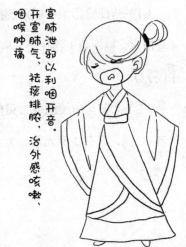

宣肺泄邪以利咽开音、开宣肺气、祛痰排脓,治外感咳嗽、咽喉肿痛

瓜仁等以加强清肺排脓之效。

此外，本品又可宣开肺气而通二便，用治癃闭、便秘。

【典籍拾粹】

（1）"主胸胁痛如刀刺，腹满肠鸣幽幽，惊恐悸气。"（《神农本草经》）

（2）"其用有四：止咽痛，兼除鼻塞；利膈气，仍治肺痈。一为诸药之舟楫；一为肺部之引经。"（《珍珠囊药性赋》）

（3）"开胸膈，除上气壅，清头目，散表寒邪，驱胁下刺痛，通鼻中窒塞，咽喉肿痛急觅，逐肺热，住咳，下痰，治肺痈排脓，养血，仍消恚怒，尤却怔忡。"（《本草蒙筌》）

【名方概览】

（1）杏苏散。（《温病条辨》）

（2）桔梗汤。（《金匮要略》）

（3）桑菊饮。（《温病条辨》）

【便验采菁】

（1）桔梗除用治呼吸系统疾病外，近年来还常治其他系统病变，苍术桔梗汤（苍白术、桔梗等）治疗小儿病毒性与消化不良性肠炎，取得满意疗效。（《四川中医》）

（2）大黄与桔梗组成大黄桔梗汤，开水泡服，治抗精神病药物所致的排尿困难者68例，只有4例无效。（《中国行为医学科学杂志》）

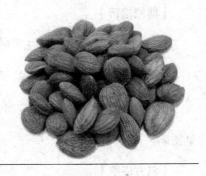

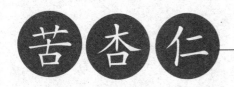

【药源解读】

本品为蔷薇科植物山杏、西伯利亚杏、东北杏的成熟种子。主产我国东北、内蒙古、华北、西北、新疆及长江流域。夏季采收成熟果实，除去果肉及核壳，晾干，生用或炒用。

【药性与功效】

味苦，性微温；有小毒。归肺、大肠经。止咳平喘，润肠通便。

【临床应用】

1. 咳嗽气喘　本品主入肺经，味苦降泄，肃降兼宣发肺气而能止咳平喘，为治咳喘之要药，随证配伍可治多种咳喘病证。如风寒咳喘，胸闷气逆，配麻黄、甘草，以散风寒宣肺平喘；若风热咳嗽，发热汗出，配桑叶、菊花，以散风热宣肺止咳；若燥热咳嗽，痰少难咳，配桑叶、贝母、沙参，以清肺润燥止咳。

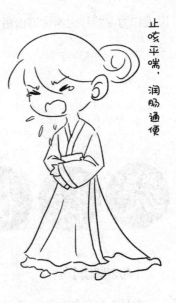

止咳平喘，润肠通便

2. 肠燥便秘　本品质润多脂，味苦而下气，故能润肠通便。常配柏子仁、郁李仁等同用。

此外，本品外用可治蛲虫病、外阴瘙痒。

【典籍拾粹】

（1）"杀虫。以利喉咽，去喉痹、痰唾、咳嗽、喉中热结生疮。"（《本草拾遗》）

（2）"除肺热，治上焦风燥，利胸膈气逆，润大肠气秘。"（《珍珠囊药性赋》）

（3）"功专降气，气降则痰消嗽止。能润大肠，故大肠气秘者可用之。"（《本草便读》）

【名方概览】

（1）三拗汤。（《伤寒论》）

（2）清燥救肺汤。（《医门法律》）

（3）五仁丸。（《世医得效方》）

【便验采菁】

（1）杏仁炒干粉碎，加红糖搅匀服，治疗气滞痰郁的慢性咽炎效果良好。（《四川中医》）

（2）苦杏仁苷还用于何杰金病、支气管癌、梭状细胞肉瘤、精母细胞瘤、慢性髓性白血病、胸膜癌、恶性淋巴瘤、多发性直肠癌、乳癌并发骨转移等的治疗；以杏仁为主治疗上消化道溃疡，效果满意。（《河南中医》）

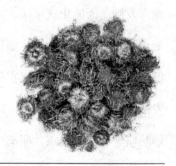

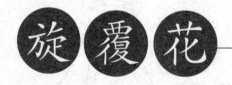

【药源解读】

本品为菊科植物旋覆花或欧亚旋覆花的干燥头状花序。旋覆花药用历史悠久，别名繁多，使用最广泛的名称为旋覆花与金沸草。《神农本草经》写作"旋覆华"，古代"华"与"花"通用，《诗经·周南·桃夭》中即有"灼灼其华"之语。《中国药典》1977年版一部与《中药志》（第二册）（1960年版）写作"旋复花"，但在简化字推行时，"覆"并未简化成"复"，故仍应写作"旋覆花"。

关于旋覆花的习性与植物形态，《神农本草经》载"生川谷"，陶隐居云："出近道，下湿地，似菊花而大。"《嘉祐本草》载："臣禹锡等按蜀本图经云：旋覆花叶似水苏，花黄如菊，今所在皆有，六月至九月采花。"《本草图经》载："旋覆花生平泽川谷，今所在有之，二月以后生苗，多近水傍，大似红蓝而无刺，长一二尺以来，叶如柳，茎细，六月开花如菊花，小铜钱大，深黄色。"可见旋覆花分布甚广，喜潮湿，花期6～9月，植株高1～2尺，叶形似柳叶，头状花序直径2～3cm。《大观本草》"随州旋覆花"图中可见其根茎横生，有多数须根，头状花序4～6个，叶长圆状披针形，基部渐狭，以上记载及图形均与旋覆花一致。《本草纲目》旋覆花图也似此种。《救荒本草》沿用《本草图经》描述，但略有改动："苗长二三尺以来，叶似柳叶稍宽大，茎细如蒿䕮，开花似菊花，如铜钱大……"，图中叶多为矩圆形，基部宽而抱茎，与欧亚旋覆花相符。《植物名实图考》和《增注本草从新》中所载的旋覆花图亦与欧亚旋覆花一致。

《本草衍义》记载旋覆花"叶如大菊，又如艾蒿。八九月有花，大如梧桐子，花淡黄……其香过于菊，行痰水，去头目风"，其所述叶形，花期，花的大小、气味等显然与旋覆花不符。

水朝阳旋覆花最早收载于《滇南本草》，称作水朝阳草，据务本卷一记载："水朝阳草，生水内似鼓锤草，包叶，初生子，花朝阳，叶尖长大，梗紫绵软，独苗。"《植物名实图考》将其收入水草部，记述更详，谓："水朝阳草，生云南水边，独茎柔绿，叶如金凤花叶而肥短，细纹密齿，梢端开花，黄瓣如千层菊，大如小杯，繁心孕实，密叶承跗。"

值得注意的是《滇南本草》原版中将水朝阳草与旋覆花分条收载,性味效用各不相同,但《滇南本草》整理组认为二者实系一物,故归并编录。

【药性与功效】

味苦、辛、咸,性微温。归肺、脾、胃、大肠经。降气化痰,降逆止呕。

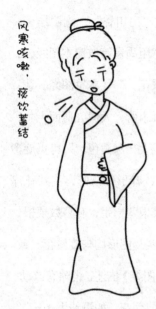

【临床应用】

1. 风寒咳嗽,痰饮蓄结,胸膈痞闷,喘咳痰多 本品苦降辛开,咸能软坚,既降肺气、消痰涎而平喘咳,又消痞行水而除痞满。痰浊阻肺,肺气不降,咳喘痰黏,胸闷不舒者,不论寒热,皆可配伍应用。治外感风寒,痰湿内蕴,咳嗽痰多,常与麻黄、半夏等同用;治痰饮内停,浊阴上犯而致咳喘气促,胸膈痞闷,可与泻肺化痰、利水行气之桑白皮、槟榔等同用;若与瓜蒌、黄芩、贝母等清热化痰之品同用,亦可用于痰热咳喘;治顽痰胶结,难以咳出,胸中满闷,可配伍海浮石、海蛤壳等清肺化痰之品。

2. 呕吐噫气,心下痞硬 本品又善降胃气而止呕止噫。治痰浊中阻,胃气上逆而噫气,呕吐,胃脘痞鞕,常与代赭石、半夏、生姜等同用,如旋覆代赭汤(《伤寒论》)。若胃热呕逆者,则须与黄连、竹茹等清胃止呕药同用。

此外,本品配香附等,还可用治气血不和之胸胁疼痛。

【典籍拾粹】

(1)"大凡痰饮为病,用旋覆花,虚实寒热,随证加入,无不应手获效。"

(《本草便读》)

（2）"善消胸上痰结，唾如胶漆。"（《本草集要》）

（3）"治风寒喘嗽，寒饮渍肺，最是正法。"（《本草正义》）

【名方概览】

（1）旋覆代赭汤。（《伤寒论》）

（2）香附旋复花汤。（《温病条辨》）

【便验采菁】

治疗妊娠恶阻：旋复花汤每日1剂，水煎100mL，分2次服，并随证加减。（《天津中医》）

平肝息风药

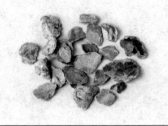

牡蛎

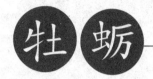

【药源解读】

本品为牡蛎科动物长牡蛎、大连湾牡蛎或近江牡蛎的贝壳。我国沿海一带均有分布。全年均可采收,采得后去肉、取壳、洗净、晒干。生用或煅用。用时打碎。

【药性与功效】

味咸,性微寒。归肝、胆、肾经。重镇安神,潜阳补阴,软坚散结。

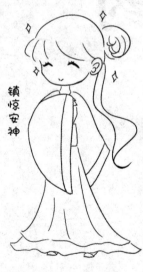

镇惊安神

【临床应用】

1. 心神不安,惊悸失眠　本品质重能镇,有安神之功效,用治心神不安、惊悸怔忡、失眠多梦等症,常与龙骨相须为用。

2. 肝阳上亢,头晕目眩　本品咸寒质重,入肝经,有平肝潜阳、益阴之功。用治水不涵木,阴虚阳亢,头目眩晕,烦躁不安,耳鸣,常与龙骨、龟甲、白芍等同用。

3. 痰核,瘰疬,瘿瘤,癥瘕积聚　本品味咸,软坚散结。用治痰火郁结之痰核、瘰疬、瘿瘤等,常与浙贝母、玄参等同用。

4. 滑脱诸证　本品煅后有与煅龙骨相似的收敛固涩作用,通过不同配伍可治疗自汗,盗汗,遗精,滑精,尿频,遗尿,崩漏,带下等滑脱之证。用治自汗、盗汗，常与麻黄根、浮小麦等同用；治肾虚遗精、滑精，常与沙苑子、龙骨、芡实等配伍。

此外，煅牡蛎有制酸止痛作用，可治胃痛反酸，与乌贼骨、浙贝母共为细末，内服取效。

【典籍拾粹】

（1）"惊恚怒气，除拘缓，鼠瘘，女子带下赤白。"（《神农本草经》）

（2）"主男子遗精，虚劳乏损，补肾正气，止盗汗，去烦热，治伤寒热痰，能补养安神，治孩子惊痫。"（《海药本草》）

（3）"咸以软坚化痰，消瘰疬结核，老血疝瘕。涩以收脱，治遗精崩带，止嗽敛汗，固大小肠。"（《本草备要》）

【名方概览】

（1）桂枝甘草龙骨牡蛎汤。（《伤寒论》）

（2）镇肝息风汤。（《医学衷中参西录》）

（3）金锁固精丸。（《医方集解》）

【便验采菁】

（1）用牡蛎粉治疗肺结核盗汗，一般服药2～3剂后盗汗消失。（《江苏中医》）

（2）以生牡蛎30g，玄参15g，川贝10g，全瓜蒌30g，蒲公英20g，水煎服。治疗左乳生一鸡卵大小之乳癖1枚，服药7剂后乳癖削减1/3，又7剂消无芥蒂。（《上海中医药杂志》）

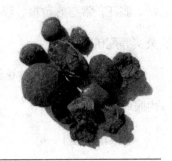

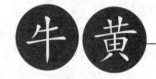

【药源解读】

本品为牛科动物牛的胆结石。牛黄首载于《神农本草经》，列为上品。《名医别录》云："生晋地平泽，于牛得之。"陶弘景曰："今人多皆就胆中得之。多出梁、益。一子如鸡子黄大，相重叠。"《新修本草》又载："牛黄，今出莱州、密州、淄州、青州、戎州。牛有黄者，必多吼唤喝，迫而得之，谓之生黄，最佳。黄有三种：散黄，粒如麻豆；慢黄，若鸡卵中黄糊，在肝胆间；圆黄，为块形，有大小，并在肝胆中。多生于特牛，其吴牛未闻有黄。"《本草衍义》曰："牛黄，亦有骆驼黄，皆西戎所出也。骆驼黄极易得，医家当审别考而用之，为其形相乱也。黄牛黄轻松，自然微香，以此为异。盖又有牦牛黄，坚而不香。"李时珍曰："牛之黄，牛之病也。其病在心及肝胆之间，凝结成黄。"综上所述，古代所言牛黄主要是指黄牛之肝管及胆管、胆囊之结石。牦，《说文解字》："长毛牛也"，即牦牛类。说明当时已有牦牛黄及骆驼黄等混淆品。

牛黄主产于北京、天津、内蒙古、辽宁、吉林、黑龙江、陕西及甘肃，河南、湖北、湖南、四川、云南、贵州、江苏、浙江等地亦产。产于北京、天津及内蒙古的称京牛黄；产于东北的称东牛黄；产于西北及河南的称西牛黄。

国外主产于印度、加拿大、阿根廷、乌拉圭、澳大利亚等地。产于印度的称印度牛黄；产于加拿大、阿根廷、乌拉圭的称金山牛黄；产于澳大利亚的称澳洲牛黄。

产品按其出处和形状不同又分胆黄和管黄两种。商品以表面有光泽而细腻，体轻而质松，断面层纹薄而整齐、无白膜，嚼之不粘牙，味先苦而后甘，气清香而有凉感者为佳。以天然胆黄质最佳。其规格等级要求如下：天然牛黄一等：呈卵形、类球形或三角形。表面金黄色或黄褐色、有光泽。质松脆。断面棕黄色或金黄色，有自然形成层。气清香，味微苦，后甘。大小块不分，间有碎块。天然牛黄二等：呈管状或胆汁渗入的各种块黄，表面黄褐色或棕褐色。断面棕褐色。余其同上。

【药性与功效】

味甘，性凉。归心、肝经。息风止痉，化痰开窍，清热解毒。

【临床应用】

1. 肝风内动证　本品性凉，主入心、肝二经。主要适用于热极生风之惊痫抽搐，癫病发狂。可使"风火息，神魂清，诸证自瘥"（《本草经疏》）。若治小儿惊风，高热抽搐，牙关紧闭，烦躁不安者，可与全蝎、僵蚕、天竺黄等同用。治癫痫，时时发动，不知人事者，常与珍珠、琥珀、钩藤等同用。

2. 窍闭神昏　本品性凉，入心经。功能清心豁痰，开窍醒神，为凉开之剂。若治痰火内盛所致烦躁不安，神志昏迷，常与水牛角、冰片、朱砂等同用；治温热病热邪内陷心包，或痰热蒙闭心窍之高热烦躁，神昏谵语，及小儿惊厥属痰热内闭者，常与麝香、安息香、琥珀等同用。

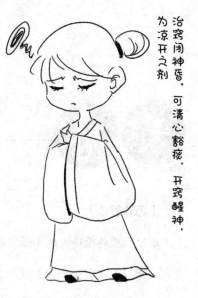

治窍闭神昏，可清心豁痰，开窍醒神，为凉开之剂

3. 咽喉肿痛，口舌生疮，疮痈肿毒　本品性凉，为清热解毒之良药，既可内服，也可外用。对于上述诸证属火毒郁结者为佳。若治火热内盛，咽喉肿痛，牙龈肿痛，口舌生疮等，常与雄黄、石膏、大黄等同用；治热毒蕴结，疔痛疮疖，可与珍珠母、蟾酥、青黛等同用。

【典籍拾粹】

（1）"味苦气凉，入心、肝二经而能除热消痰，则风火息，神魂清，诸证自瘳矣。"（《本草经疏》）

（2）"入敷药，止痛散毒如神。"（《本草述钩元》）

【名方概览】

（1）安宫牛黄丸。（《温病条辨》）

（2）牛黄散。（《证治准绳》）

（3）牛黄解毒丸。（《全国中药成药处方集》）

【便验采菁】

（1）治疗咽喉溃疡：取牛黄1.6g，麝香1.3g，冰片3g等研细混匀，取少许药末用细管吹入喉中，每日2~3次。（《河北中医》）

（2）治疗带状疱疹：牛黄解毒丸加生理盐水调成糊状，外搽患处。（《中成药》）

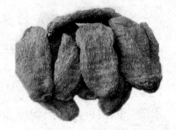

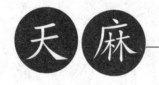

天麻

【药源解读】

本品为兰科植物天麻干燥块茎。《神农本草经》始载天麻原名曰赤箭，亦名鬼督邮、离母；《名医别录》又称龙皮；宋朝《开宝本草》始称天麻；《药性本草》又曰定风赤箭芝（脂）；《抱朴子》又名独摇芝、合离草、合离母；《吴普本草》称为神草；《本草纲目》又曰白龙皮；《和汉药考》称为石箭、分离草、都罗木。

《神农本草经》始载天麻的功效曰："杀鬼精物，蛊毒恶气，久服益气力，长阴肥健。"历代本草记载认为天麻对凡是肝风内动所致的头痛、头晕、目眩、肢体麻木、半身不遂、中风偏瘫、小儿惊风、动风等症状都具有奇效。天麻历来被视为"治风之神药"。古代本草文献记载的"治风"功效与现代药典记载相同。在古代本草文献中对天麻"轻身增年"的分歧始载于何时，有的认为始于《神农本草经》，而有的认为始于《名医别录》。但从古代本草文献的记载来看，都认为天麻具有补益作用，如唐代苏敬《新修本草》有"可生啖之"。宋朝苏颂《图经本草》曰："嵩山、衡山人或取生者蜜煎作果食，甚珍之。"李时珍《本草纲目》曰："上品五芝之外，补益上药，赤箭为第一，世人惑于天麻之说，遂止用于治风，良可惜哉。""人得大者，服之延年，按此乃天麻中一神异者，如参中之神参也。"这是对历代本草中天麻补益作用的总结归纳。近代以来，对天麻补益作用的认识有了分歧，有的认为天麻无补益作用，在扶正补虚、增进机体机能等方面并无直接作用。有的报道说天麻具有包括增强机体免疫功能在内的扶正固本作用。天麻是否有补益作用，尚待药效学的研究予以证实。

陶弘景说：赤箭也属于芝类。其茎像箭杆，红色，叶长在顶端。根像人脚，又像芋，有十二子护卫。有风它不动，无风却自行摇摆。李时珍说：赤箭以形状命名；独摇、定风以性质命名；离母、合离以根特殊而命名；神草、鬼督邮是以功效命名。

【药性与功效】

味甘，性平。归肝经。息风止痉，平抑肝阳，祛风通络。

【临床应用】

1. 肝风内动证　本品主入肝经，功能"息风平肝，宁神镇静"（《本草正义》），对于各种原因所致的肝风内动、惊痫抽搐均可配伍应用。若治小儿急慢惊风，大人中风涎壅、半身不遂、言语艰难等，可与半夏、茯苓、白术等同用；治肝风上扰所致的癫痫抽搐，可单用研末，装胶囊服；治破伤风，痉挛抽搐、角弓反张等，可与天南星、白附子、防风等同用。

2. 眩晕头痛　本品既息肝风，又平肝阳。"诸风掉眩，眼黑头眩，风虚内作，非天麻不治"（《本经逢原》）。可用于多种原因所致的眩晕、头痛，尤以肝阳上亢所致者最为适宜。可单用炖服，或研末吞服；或与钩藤相须为用。若治风痰上扰之眩晕头痛，可与半夏、茯苓、白术等同用；治肝肾阴虚之头晕目眩、头痛耳鸣等，可与何首乌、熟地黄、黄精等同用。

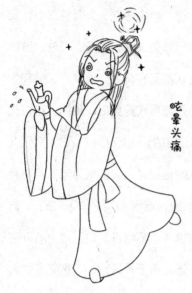

3. 肢体麻木，手足不遂，风湿痹痛　本品以治风见长。"内风可定，外风亦可定"（《本草便读》）。能祛风通络，"通关透节"（《本草撮要》）。治风湿麻木瘫痪，可与独活、羌活浸酒饮。治妇人风痹，手足不遂，可与牛膝、杜仲、附子浸酒饮。治风湿痹痛、肢体拘挛、手足麻木、腰腿痛等，常与独活、杜仲、牛膝等同用。

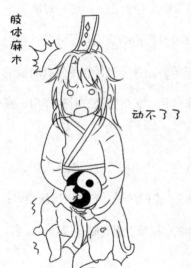

【典籍拾粹】

（1）"诸风掉眩，眼黑头旋，风虚内作，非天麻不治；小儿惊痰风热，服天麻即消。"（《本经逢原》）

（2）"诸风湿滞于关节者皆能通利。"（《本草发明》）

（3）"独入肝经气分，为定风之主药。"（《本草便读》）

【名方概览】

（1）天麻丸。（《魏氏家藏方》）

（2）天麻钩藤饮。(《杂病证治新义》)

（3）秦艽天麻汤。(《医学心悟》)

【便验采菁】

（1）治疗三叉神经痛：20%天麻注射液2～4mL肌注，每日1～3次。(《吉林医学院学报》)

（2）治疗脑外伤综合征：天麻素注射液200mL肌注，每日2次，5天为1疗程。(《新药与临床》)

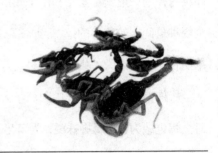

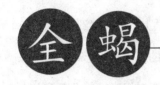

【药源解读】

本品为钳蝎科动物东亚钳蝎的全体。全蝎原名"蠍"，始载于宋《开宝本草》，《本草纲目》列于虫部第40卷。李时珍曰："蠍形如鼀，八足而长尾，有节，色青，今捕者多以盐泥食之。"据其产地、形态判断，与现今药用全蝎相符。全蝎为钳蝎科动物东亚钳蝎属节肢动物门蛛形纲蝎目，喜栖于石底及石缝的潮湿阴暗处，多穴居，以昆虫、鼠妇、蜘蛛等为食。春末至秋初捕捉，除去泥沙，置沸水或沸盐水中，煮至全身僵硬，捞出，置通风处，阴干。全蝎为我国传统中药材，具有较高的药用价值。其味辛，性平；有毒；归肝经；具有息风镇痉，通络止痛，攻毒散结的功效。用于肝风内动，痉挛抽搐，小儿惊风，中风口渴，半身不遂，破伤风，风湿顽痹，偏正头痛，疮疡，瘰疬。

全蝎又名钳蝎、全虫、蝎子、问荆蝎。全蝎古名为"蚕""蚕尾虫""蚰虫祁""蠍"。"蚕"最早见于《诗经·小雅·都人士》："彼君子女，卷发如蚕。"用蝎尾上翘来形容西周贵妇人的发型。《说文解字》："蚕，毒虫也。"其甲骨文字象形于全蝎。《广雅》称："蚕，蚕尾虫"，同时释名"蚕，蠍也"。最早将全蝎收入本草的《蜀本草》称"蚶虫祁""主簿虫"，《开宝本草》称："蠍""杜伯"，其后的本草著作均称"蠍"。"蝎"为"蠍"的简化。药材名为全虫。

《证类本草》中所引用宋以前的本草类文献，对全蝎的形态描述主要有两种，即出青州的"形紧小者"和出陈州古仓的"形如钱，螫人必死"。"形紧小者"指全蝎种群间比较瘦小的；"形如钱"说明了全蝎的身体轮廓像古代刀币的形状。《本草纲目》中描述为"蝎形如水黾，八足而长尾，有节色青"。

从陈存仁1935年版《中国药学大辞典》开始，逐渐用科、属、种名表示中药基源，对全蝎记载为："属蜘蛛类，为节足动物之蝎。"在分类学上已经明确到了纲、目。除1953年版《中国药典》无收录全蝎外，1977年版之前的历代药典记载全蝎来源均为钳蝎科动物问荆蝎的干燥体；之后将中文名改为"东亚钳蝎"，并沿用至今。此外，古代本草与现在中药学书籍所绘图形一致，由此也可表明古时历代所用全蝎与现今一致。

【药性与功效】

味辛，性平；有毒。归肝经。息风止痉，攻毒散结，通络止痛。

【临床应用】

1. 肝风内动证　本品性善走窜，主入肝经。搜风定痉之力较强，为息风止痉之要药。可用于多种原因引起的动风抽搐，每与蜈蚣相须为用。若治小儿惊风，中风口眼㖞斜，手足偏废不举等，可与僵蚕、天麻、天南星等同用；治破伤风，痉挛抽搐、角弓反张，可配蜈蚣、

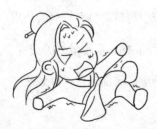

痉挛抽搐

天南星、蝉蜕等同用；治风痰阻于头面经络之口眼㖞斜，可与白僵蚕、白附子同用；治癫痫抽搐，口吐涎沫，可与天麻、石菖蒲、僵蚕等同用。

2. 风湿顽痹，偏正头痛　本品具有较强的搜风通络止痛之功。常用于痹证日久不愈，筋脉拘挛，甚则关节变形之顽痹，可与麝香少许共为末，温酒送服，或与僵蚕、白附子等同用；若治顽固性偏正头痛，可单味研末吞服，或与细辛、麻黄等同用。

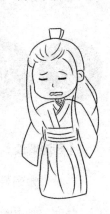
疮痈肿毒

3. 疮痈肿毒，瘰疬痰核　本品味辛有毒，能以毒攻毒，解毒散结。用于疮疡肿毒、瘰疬痰核等，内服外用均可。如治诸疮毒肿，可与栀子、黄蜡制膏外敷。治瘰疬，可与胡桃肉为丸服。

【典籍拾粹】

（1）"大人中风，小儿惊痫，属实邪者，皆可用之。"（《本草便读》）

（2）"穿筋透骨，逐湿除风。"（《本草撮要》）

（3）"其性虽毒，转善解毒，消除一切疮疡，为蜈蚣之伍药，其力相得益彰也。"（《医学衷中参西录》）

【名方概览】

（1）止痉散。（《经验方》）

（2）牵正散。（《杨氏家藏方》）

【便验采菁】

（1）治疗坐骨神经痛：全蝎、蕲蛇、蜈蚣各10g，焙干研末，等分成8包，第一天上、下午各服1包，而后每日服1包，7天为1疗程，两疗程间隔3～5天。（《新中医》）

（2）治疗痈疽：全蝎2～3个，研末撒于膏药中敷贴患处。（《中医杂志》）

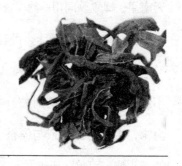

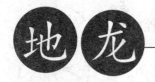

【药源解读】

本品为钜蚓科动物参环毛蚓、通俗环毛蚓、威廉环毛蚓或栉盲环毛蚓的干燥体。地龙为常用的动物类药材，药用历史十分悠久，我国最早的药学专著《神农本草经》中就已收载。由于地龙药材来源十分复杂，直接影响到临床用药安全。因此，有必要从本草考证的角度，对地龙进行品种澄清和质量评价。地龙原名"蚯蚓"，"蚯蚓"一名最早出现在《礼记》一书，云："蝼蝈鸣，蚯蚓出"。历代古籍及本草有称蚯蚓为"螼蚓、竖蚕"（《尔雅》）、"丘螾、蜷"（《淮南子》）、"引无"（《广雅》）、"白颈螳螂、附蚓"（《吴普本草》）、"土龙"（《名医别录》）、"蟺、寒蚓、蚯非"（郭璞）、"地龙子"（《药性论》）、"曲蟺、土蟺"（《本草纲目》）。古人认为："螾无筋骨之强"，《说文解字》云："螾侧行者，或作蚓"，李时珍释其名时曰："蚓之行也，引而后伸，其塍如丘，故名蚯蚓"。这些都说明蚯蚓的异名大多由古人根据蚯蚓的形态特征或生活习性而得出。至于《本草纲目》所载的"土地""龙子"的名称，则来自"术家言：蚓可兴云，又知阴晴"。这种观点是古人平时观察蚯蚓的生活习性得出的结论。李时珍在《本草纲目》中还记载蚯蚓有"其鸣长吟""晴则夜鸣"的特性。古人又称蚯蚓为"歌女"，李时珍也认同这一观点，在《本草纲目》（胡承龙本，世称金陵本）中，蚯蚓被刻画成一种有眼有嘴的动物，但近代解剖研究表明，蚯蚓确无发声器官，所以古人认为蚯蚓能鸣的观点属于一种误传,是没有科学依据的。至于"地龙"一名,最早出现在宋《圣惠方》(公元1021年)中,其名的得来可能出自于古人认为蚯蚓"上食膏壤,下饮黄泉,形曲似龙,又能兴云,知阴晴"等观点,后来本草中仍有沿用"蚯蚓"或"白颈蚯蚓"的名称。"地龙"作为蚯蚓的药材名在历代医书中出现较多,到了现代,《中国药典》正式将"地龙"定为蚯蚓的药材名。现在我国大部分地区还有将地龙称为"蚓蝼"(广西)、"土龙"(青海)、"曲蟮"(青海、河南、山东、四川、云南、贵州)等。

【药性与功效】

味咸,性寒。归肝、脾、膀胱经。清热息风通络,平喘利尿。

【临床应用】

1. 肝风内动证　本品咸寒,入肝经,能清热息风止惊。"定心中之乱","治发狂如神"(《本草新编》)。主要适用于肝经热极风动之证。如治伤寒热极烦闷,狂躁不安,可单用生品绞汁或水煎服(《肘后备急方》)。治小儿急慢惊风,可以之为末,加朱砂为丸服(《摄生众妙方》)。治心疯狂言不寐,可用本品洗净捣烂,滚水冲汁,饮数次,大能获效(《药性纂要》)。

2. 中风偏瘫,痹证　本品性善走窜,长于通经活络。凡经络阻滞,血脉不畅,肢体关节不利者皆可用之。若治气虚血滞,脉络瘀阻之中风,半身不遂、口眼㖞斜等,常与黄芪、当归、川芎等同用。本品通经络又善治痹。因其性寒清热,故以治疗关节红肿热痛、屈伸不利之热痹为宜,常与秦艽、防己等同用。若治风寒湿痹,肢体关节疼痛、麻木拘挛、屈伸不利等,宜与川乌、草乌等同用。

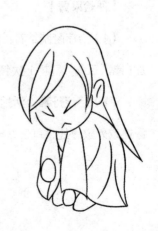

屈伸不利之热痹

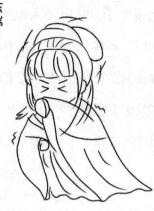

肺热咳喘

3. **肺热喘咳** 本品性寒降泄，长于清肺热，平喘息。适用于邪热壅肺之喘息，可单味研末服，或与麻黄、苦杏仁、桑白皮等同用。若治痰热阻肺，咳嗽气喘，吐痰黄稠者，可与麻黄、石膏同用。

4. **水肿尿少** 本品"性寒下行，能解热疾而利小便"（《药性纂要》）。适用于热结膀胱之水肿、小便不利或尿闭。可单用捣烂浸水，滤取浓汁服，或与泽泻、车前子、木通等同用。

【典籍拾粹】

（1）"治温病大热狂言，疗伤寒伏热谵语，并用捣烂绞汁，井水调下立瘥。"（《本草蒙筌》）

（2）"治足疾而通经络。"（《本草纲目》）

（3）"性善下行，能解热疾而利小便。"（《药性纂要》）

【名方概览】

（1）补阳还五汤。（《医林改错》）

（2）小活络丹。（《太平惠民和剂局方》）

【便验采菁】

（1）治疗膀胱结石：新鲜活地龙30条，洗净去土，置于铁锅文火焙干，研末，加白糖250g，晨起1次顿服。（《浙江中医杂志》）

（2）治疗丹毒：活地龙5份，食糖1份，加适量凉水同拌，使其自溶成糊状，涂擦或外敷患处，每日2~3次。（《中药大辞典》）

安神药

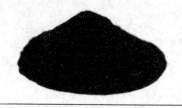

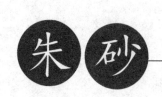

【药源解读】

本品为硫化物类矿物辰砂族辰砂，主含硫化汞（HgS）。主产湖南、贵州、四川、广西、云南等地，以产于古之辰州（今湖南沅陵）者为道地药材。采挖后，选取纯净者，用磁铁吸净含铁的杂质，再用水淘去杂石和泥沙，照水飞法研成极细粉末，晾干或40℃以下干燥。

【药性与功效】

味甘，性微寒；有毒。归心经。清心镇惊，安神解毒。

【临床应用】

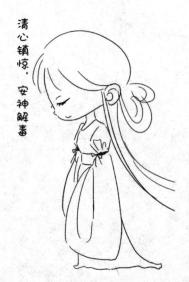

清心镇惊，安神解毒

1. 心神不宁，心悸，失眠　本品甘寒质重，寒能降火，重可镇怯，专入心经，既可重镇安神，又能清心安神，为镇心、清火、安神定志之药。可治心火亢盛，内扰神明之心神不宁、惊悸怔忡、烦躁不眠，宜与黄连、栀子、磁石、麦冬等合用，以增强清心安神之效；若与当归、生地黄、炙甘草等同用，可治心火亢盛，阴血不足之失眠多梦、惊悸怔忡、心中烦热；阴血虚者，还可与酸枣仁、柏子仁、当归等配伍。

2. 惊风，癫痫　本品质重而镇，略有镇惊止痉之功。故可用治温热病，热入心包或痰热内闭所致的高热烦躁，神昏谵语，惊厥抽搐，常与牛黄、麝香等开窍、息风药同用；如治小儿惊风，又常与牛黄、全蝎、钩藤配伍；用治癫痫卒昏抽搐，常与磁石同用；若小儿癫痫，可与雄黄、珍珠等药研细末为丸服。

3. 疮疡肿毒，咽喉肿痛，口舌生疮　本品性寒，不论内服、外用，均有清热解毒作用，用治疮疡肿毒，常与雄黄、山慈姑、大戟等同用；若咽喉肿痛，口舌生疮，可配冰片、硼砂外用。

【典籍拾粹】

（1）"养精神，安魂魄，益气明目。"（《神农本草经》）

（2）"治惊痫，解胎毒痘毒，驱邪疟。"（《本草纲目》）

（3）"泻心经邪热，镇心定惊，……解毒，定癫狂。"（《本草从新》）

【名方概览】

（1）太乙紫金锭。（《外科正宗》）

（2）朱砂安神丸。（《内外伤辨惑论》）

（3）五色丸。（《小儿药证直诀》）

【便验采菁】

（1）用磁朱丸配合小剂量冬眠灵（<300mg/d）可治疗各种类型的精神疾病。（《北京医学》）

（2）用磁朱丸治疗老年白内障有显著疗效。（《中华眼科杂志》）

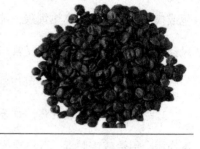

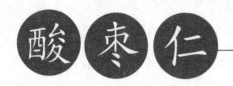

【药源解读】

本品为鼠李科植物酸枣的干燥成熟种子。《神农本草经》(简称《本经》)载酸枣仁"久服安五脏",未言疗"好眠"与"不眠",但后世医家多称其言"疗不得眠";《本草图经》:"酸枣仁,《本经》主烦心不得眠";《本草经疏》:酸枣仁能补胆气,故亦主虚烦、心烦不得眠。《药品化义》则阐释:"枣仁,仁主补,皮赤类心,用益心血,其气炒香,化为微温,藉香以透心气,得温以助心神""又取香温以温肝胆,若胆虚血少,心烦不寐,用此使肝胆血足,则五脏安和,睡卧得宁"。

《神农本草经》载有"酸枣"一名,列为上品,"酸枣,味酸,平。主心腹寒热,邪结气聚;四肢酸疼,湿痹。久服安五脏,轻身延年。"由于《本经》中未明言是果实还是种仁,故后世医家多有争论,入药有用果实,也有单用种仁。至隋唐前后,均渐改用种仁入药,但所论"酸枣仁"药性与《本经》"酸枣"药性基本相合。苏敬在《新修本草》中论道:"今注陶云醒睡,而《经》云疗不得眠,盖其子肉味酸,食之使人不思睡,核中仁,服之疗不得眠。"明确指出,陶弘景所述有"醒睡"之功的是酸枣的果肉,而《本经》所载当为酸枣的种仁。结合《金匮要略》中的酸枣仁汤,《雷公炮炙论》中酸枣仁的炮制方法等,足以说明《本经》所载之"酸枣"即为后世之"酸枣仁"。

【药性与功效】

味甘、酸,性平。归肝、胆、心经。养心益肝,安神敛汗。

【临床应用】

1. 心神不宁证 本品味甘,入心、肝二经,能滋养心肝之阴血,"功专安神定志"(《本草撮要》),为滋养性安神药。适用于心肝阴血亏虚,心失所养之虚烦不眠,惊悸多梦等,可单用,或与麦冬、制何首乌、茯苓等同用;若治心神不宁属心脾气血两虚者,可配黄芪、当归、茯神等;属心肾两虚,阴血虚少,虚火内扰者,可与生地黄、麦冬、五味子等同用。

酸枣仁即酸枣的种仁,枣仁,仁主补,皮赤类心,用益心血,其气炒香,化为微温,藉香以透心气,得温以助心神

皮赤类心

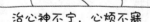

治心神不宁,心烦不寐

2. 体虚多汗,津伤口渴 本品味酸,能敛阴止汗,生津止渴。适用于体虚汗出,津伤口渴。前者可与黄芪、五味子、山茱萸等同用,后者可与生地黄、麦冬、天花粉等同用。

3. 本草摘要 《本草图经》:"酸枣仁,《本经》主烦心不得眠,今医家两用之,睡多生使,不得睡炒熟,生熟便尔顿异。而胡洽治振悸不得眠,有酸枣仁汤,酸枣仁二升,茯苓、白术、人参、甘草各二两,生姜六两。六物切,以水八升煮取三升,分四服。深师主虚不得眠,烦不可宁,有酸枣仁汤,酸枣仁二升,蝭母、干姜、茯

苓、芎藭各二两，甘草一两，炙，并切，以水一斗，先煮枣，减三升，后纳五物煮，取三升，分服。一方，更加桂一两。二汤酸枣并生用，疗不得眠，岂便以煮汤为熟乎。"朱震亨："血不归脾而睡卧不宁者，宜用此（酸枣仁）大补心脾，则血归脾而五藏安和，睡卧自宁。"《本草纲目》："酸枣仁，甘而润，故熟用疗胆虚不得眠，烦渴虚汗之证；生用疗胆热好眠。皆足厥阴、少阳药也，今人专以为心家药，殊昧此理。"《本草经疏》："酸枣仁，实酸平，仁则兼甘。专补肝胆，亦复醒脾。熟则芳香，香气入脾，故能归脾。能补胆气，故可温胆。母子之气相通，故亦主虚烦、烦心不得眠。其主心腹寒热，邪结气聚，及四肢酸疼湿痹者，皆脾虚受邪之病，脾主四肢故也。胆为诸脏之首，十一脏皆取决于胆，五脏之精气，皆禀于脾，故久服之，功能安五脏。"

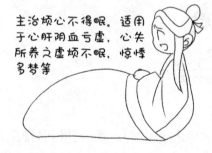

【典籍拾粹】

（1）"解虚烦于惊悸，安魂魄于怔忡。"（《药镜》）

（2）"伤寒虚烦多汗，及虚人盗汗，皆炒熟用之。"（《本经逢原》）

（3）"凡肝胆脾三经有实邪热者勿用。"（《本草经疏》）

【名方概览】

（1）酸枣仁汤。（《金匮要略》）

（2）归脾汤。（《校注妇人良方》）

（3）天王补心丹。（《摄生秘剖》）

【便验采菁】

（1）治疗三叉神经痛：酸枣仁20g，白芍50g，炙甘草30g，木瓜10g，每日1剂，水煎服。（《中药通报》）

（2）治疗不射精症：酸枣仁30g，细辛60g，共研细末，每用人参须6g，煎汤送服6g药末，每日2次。（《浙江中医杂志》）

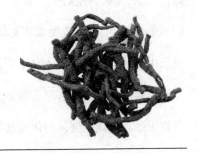

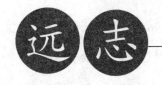

【药源解读】

本品为远志科植物远志或卵叶远志的干燥根。

远志始载于《神农本草经》，列为上品，谓"一名棘菀，一名葽绕，一名细草"，谓"叶名小草"，谓其"主咳逆伤中，补不足，除邪气，利九窍，益智慧，耳聪目明，不忘，倍力，久服轻身不老"。《本草经》引《尔雅》："葽绕，棘菀。"郭注云："今远志也，似麻黄，赤华，叶锐而黄，其上名小草。"；引《说文解字》："菀，棘菀也。"；引《广雅》："棘菀，远志也，其上谓之小草。"宋《证类本草》谓："远志……一名棘菀，一名葽绕，一名细草"并认为"今医但用远志，稀用小草"。说明远志药用部分一直为根。《本草纲目》载："细草，棘菀，葽绕"，并认为"此草服之能益智强志，故有远志之称"，并引《世说新语》："谢安云：处则为远志，出则为小草"，可谓"远志"之名的最佳注释。明代《本草品汇精要》载："葽绕，棘菀，即远志也"，"其苗谓之小草"。清代《植物名实图考》载："释《诗》者即以葽为远志"。综上所述，历代本草均用"远志"之名，并沿用至今。

《神农本草经》将远志列为上品，视为养生不老之药，谓"主咳逆伤中，补不足，除邪气，利九窍，益智慧，耳聪目明，不忘，倍力，久服轻身不老"。《药性论》载："治心神健忘，安魂魄，令人不迷，坚壮阳道，主梦邪"。《日华子本草》载："主膈气，惊魇，长肌肉，助筋骨，妇人血噤、失音，小儿客忤，服无忌。"《名医别录》谓："主利丈夫，定心气，止惊悸，益精，去心下膈气，皮肤中热，面目黄，久服好颜色，延年"。《政类本草》载："利丈夫，定心气，治惊悸，益精，去心下膈气，皮肤中热，面目黄"。《抱朴子》云："久服令人有子。"缪希雍《本草经疏》谓："痈疽皆从七情忧郁恼怒而得，远志辛能散郁，并善豁痰"，《本草经》："《经》不言（远志）能化痰，而化痰甚效，想亦开郁之效也。"清代《本草述钩元》谓："味苦微辛，气温芳烈。苦泄热，温壮气，辛散郁，肾经气分药……治小便赤浊及肾积奔豚。又，远志酒治一切痈疽，奇效。同枣仁、茯神、人参、地黄、丹砂，为镇心定惊要药。同人参、柏仁、枣仁、麦冬五味，归身益智。茯苓、神生地、甘草、沉香，治心气弱，心血少，馁怯易悸，梦寐多魇，神不守舍，怔忡健忘，矢志，阳痿。同茯神、人参、白术、炙草、枣仁、木香、龙眼肉，能归脾益智。入当归六黄汤，治阴虚盗汗。"并论述"远志独以益智见长者，以志固静中之动机，所谓阴中阳也"。

【药性与功效】

味苦、辛，性温。归心、肾、肺经。宁心安神，祛痰开窍，消散痈肿。

【临床应用】

1. 心神不宁证　本品苦辛性温，主入心肾经，性善宣泄通达，"能通肾气上达于心，使肾中之水，上交于离，成既济之象，故能益智疗忘"（《本草便读》）。

为交通心肾,安定神志,益智强识之佳品。凡心神不宁,失眠多梦、健忘惊悸、神志恍惚等,"由心肾不交所致,远志能交心肾,故治之"(《本草从新》)。常与茯神、朱砂、龙齿等药同用。

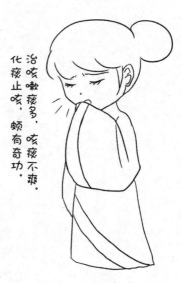

2. 咳嗽痰多,咳痰不爽　本品苦温性燥,入肺经。"化痰止咳,颇有奇功"(《本草正义》)。能使"肺中之呼吸于以调,痰涎于以化,即咳嗽于以止矣"(《医学衷中参西录》)。适用于咳嗽痰多,咳痰不爽者。可单用,如远志酊(《中国药典》),或与桔梗、白前、前胡等同用。

疮痈肿毒,乳房肿痛。本品"善疗痈毒,敷服皆奇"(《本草征要》)。凡"一切痈疽背发,从七情忧郁而得。单煎酒服,其渣外敷,投之皆愈"(《本草求真》)。

【典籍拾粹】

(1)"交通心肾,资其宣导,臻于太和。"(《本草害利》)

(2)"凡火不交水,须用远志以通之。"(《本草求真》)

(3)"化痰止咳,颇有奇功。"(《本草正义》)

【名方概览】

(1)远志丸。(《张氏医通》)

(2)不忘散。(《证治准绳》)

【便验采菁】

(1)治疗神经衰弱:远志研粉,每服3g,每日2次,米汤冲服。(《中药药理与应用》)

(2)治疗乳腺纤维瘤:远志12g,加入60度白酒15mL浸泡片刻,再加清水1碗煮沸15～20分钟,滤汁顿服,每日1剂。(《中医药学报》)

开窍药

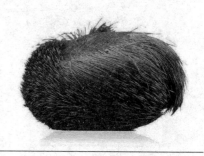

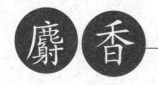

【药源解读】

本品为鹿科动物林麝、马麝或原麝成熟雄体香囊中的干燥分泌物。主产四川、西藏、云南、陕西、甘肃、内蒙古等地。野生麝多在冬季至次春猎取，猎取后，割取香囊，阴干，习称"毛壳麝香"。用时剖开香囊，除去囊壳，称"麝香仁"，其中呈颗粒状者称"当门子"。人工驯养麝多直接从香囊中取出麝香仁，阴干。本品应密闭，避光贮存。

【药性与应用】

味辛，性温。归心、脾经。开窍醒神，活血通经，消肿止痛。

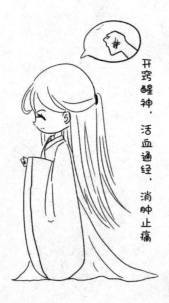

【临床应用】

1. 闭证神昏　麝香辛温，气极香，走窜之性甚烈，有很强的开窍通闭、辟秽化浊作用，为醒神回苏之要药。可用于各种原因所致之闭证神昏，无论寒闭、热闭，用之皆效。用治温病热陷心包，痰热蒙蔽心窍，小儿惊风及中风痰厥等热闭神昏，常配伍牛黄、冰片、朱砂；因其性温，故寒闭证尤宜，治中风卒昏，中恶胸腹满痛等寒浊或痰湿阻闭气机，蒙蔽神明之寒闭神昏，常配伍苏合香、檀香、安息香等药。

2. **疮疡肿毒，瘰疬痰核，咽喉肿痛** 本品辛香行散，有良好的活血散结、消肿止痛作用，用治上述诸症，内服、外用均有良效。用治疮疡肿毒，常与雄黄、乳香、没药同用。

3. **血瘀经闭，癥瘕，心腹暴痛，头痛，跌打损伤，风寒湿痹** 本品辛香，开通走窜，可行血中之瘀滞，开经络之壅遏，而具活血通经、止痛之效。用治血瘀经闭证，常与丹参、桃仁、红花、川芎等药同用；若癥瘕痞块等血瘀重证，可与水蛭、虻虫、三棱配伍；本品开心脉，祛瘀滞，为治心腹暴痛之佳品，常配伍木香、桃仁等；治偏正头痛，日久不愈者，常与赤芍、川芎、桃仁等合用。麝香又为伤科要药，善于活血祛瘀、消肿止痛，治跌仆肿痛、骨折扭挫，不论内服、外用均有良效，常与乳香、没药、红花等配伍；用治风寒湿痹证疼痛，顽固不愈者，可与独活、威灵仙、桑寄生等同用。

4. **难产，死胎，胞衣不下** 本品活血通经，辛香走窜，力达胞宫，有催生下胎之效。治难产、死胎等，常与肉桂配伍。

【典籍拾粹】

（1）"主辟恶气……温疟，蛊毒、痫至，去三虫。"（《神农本草经》）

（2）"中恶，心腹暴痛胀急，痞满，风毒，妇人产难，堕胎，去面䵟，目中肤翳。"（《名医别录》）

【名方概览】

（1）麝香汤。（《圣济总录》）

（2）香桂散。（《张氏医通》）

（3）化癥回生丹。（《温病条辨》）

【便验采菁】

（1）以人工麝香含片（每片相当于麝香4.5mg）于心绞痛发作或有发作先兆时含1～2片，大多数用药后5～10分钟见效。（《中草药动态》）

（2）用麝香、猪牙皂、白芷等制成麝香心绞痛膏，每次2张，分别贴于心前区痛处及心俞穴，治疗冠心病有良效。（《中西医结合杂志》）

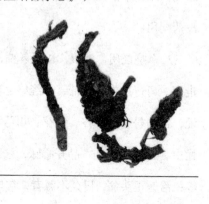

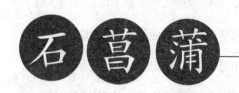

石菖蒲

【药源解读】

本品为天南星科植物石菖蒲的干燥根茎。《本草纲目》云："菖蒲，乃蒲类之昌盛者，故曰菖蒲。""石菖蒲"之名，始见于宋代苏颂《本草图经》。

《本草图经》记载：菖蒲，今处处有之，而池州、戎州者佳。春生青叶，长一二尺许，其叶中心有脊状，如剑，无花实，五月、十二月采根，阴干。今以五月五日收之。其根盘屈有节，状如马鞭大，一根傍引三四根，傍根节尤密，一寸九节者佳，亦有一寸十二节者。采之初虚软，暴干方坚实，折之中心色微赤，嚼之辛香少滓。人多植于干燥沙石土中，腊月移之，尤易活。又蜀人用治心腹冷气痛者，取一二寸捶碎，同吴茱萸煎汤饮之良。

【药性与功效】

味辛、苦，性温。归心、胃经。开窍豁痰，醒神益智，化湿开胃。

【临床应用】

1.痰蒙心窍，神昏癫痫　本品味辛、苦，可燥可通，芳香走窜，善于化湿、豁痰、开窍醒神，擅治痰邪蒙蔽心窍所致的神志昏乱。《济生方》中所记载的涤痰汤将本品与天南星、半夏、陈皮等燥湿化痰药同用，用治中风痰迷心窍，神志昏乱、舌强不能语。《古今医鉴》中将本品与枳实、竹茹、黄连等配伍，用治痰热癫痫抽搐。

2. 健忘失眠，耳聋耳鸣　本品又入心经，开心窍，具有宁心安神益智、聪耳明目的功效，可用治健忘失眠、耳聋耳鸣等症。治疗健忘症，可与人参、茯苓等配伍，《证治准绳》中的不忘散和《备急千金要方》中的开心散均有记载；若治疗劳心过度、心神失养所致的失眠、多梦、心悸怔忡，可与人参、白术、龙眼肉等配伍，如《杂病源流犀烛》中所载的安神定志丸；而《医学心悟》中所载的安神定志丸又将本品与茯苓、远志、龙骨等配伍，用治湿浊蒙蔽所致的头晕，嗜睡，健忘，耳聋耳鸣等症。

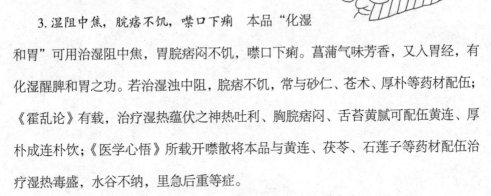

3. 湿阻中焦，脘痞不饥，噤口下痢　本品"化湿和胃"可用治湿阻中焦，胃脘痞闷不饥，噤口下痢。菖蒲气味芳香，又入胃经，有化湿醒脾和胃之功。若治湿浊中阻，脘痞不饥，常与砂仁、苍术、厚朴等药材配伍；《霍乱论》有载，治疗湿热蕴伏之神热吐利、胸脘痞闷、舌苔黄腻可配伍黄连、厚朴成连朴饮；《医学心悟》所载开噤散将本品与黄连、茯苓、石莲子等药材配伍治疗湿热毒盛，水谷不纳，里急后重等症。

石菖蒲和九节菖蒲：石菖蒲因其属于蒲类，绿叶昌盛，生于石旁而得名。九节菖蒲则属于另一种草本植物，古代文献称"一寸九节者良"。两药均有开窍醒神、和中开胃的作用；而石菖蒲偏于化痰安神，九节菖蒲偏于温化痰湿，可以替代应用。

【典籍拾粹】

（1）"力能通心利窍，开郁豁痰。为惊痫气闭专药。"（《药性切用》）

（2）"凡心窍之闭，非石菖蒲不能开。"（《本草新编》）

【名方概览】

（1）涤痰汤。（《济生方》）

（2）菖蒲郁金汤。（《温病全书》）

（3）安神定志丸。（《医学心悟》）

（4）开噤散。（《医学心悟》）

（5）不忘散。（《证治准绳》）

【便验采菁】

（1）治疗支气管哮喘：石菖蒲挥发油片剂口服，服用20天以上。（《南京医学院学术报告会论文摘要》）

（2）治疗偏头痛：鲜石菖蒲根洗净，切碎，捣烂取汁50mL，加入白酒30mL调匀，分2次服。（《中国民间百草良方》）

补虚药

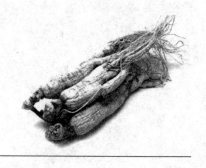

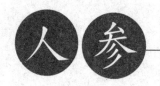

【药源解读】

本品为五加科植物人参的干燥根和根茎。《本草纲目·草部》记载，人参亦名黄参、血参、人衔、鬼盖、神草、土精、地精、海腴、皱面还丹。气味（根）甘、微寒、无毒。三国时代魏国张揖撰的《广雅》，广泛收集古代的词汇和训诂资料，谓"参，地精，人参也"。当时把人参看成是地之精灵。到梁代，对人参的传说则形成了较为完整的故事。

《神农本草经》："人参，味甘微寒。主补五脏、安精神、定魂魄、止惊悸、除邪气、明目、开心、益智，久服轻身健体"。《本草纲目》："治男女一切虚证，发热、自汗、眩晕、吐血、嗽血、下血、血淋、血崩、胎前产后诸病。"

【药性与功效】

味甘、微苦，性微温。归脾、肺、心、肾经。大补元气，复脉固脱，补脾益肺，生津养血，安神益智。

【临床应用】

1. **气虚欲脱，肢冷脉微** 本品药性甘温，甘则补虚，能大补元气，为拯危救脱之要药，可用于气虚欲脱，肢冷脉微。《景岳全书》所载的独参汤单用人参大量浓煎服，可用来抢救病危病人。凡大汗、大吐、大泻、大失血或大病、久病所致元气极其虚脱，气息微弱，汗出不止，脉微欲绝的危重证候皆可应用。另外，本品常与回阳救逆的附子同用,如《正体类药》中所记载的参附汤。若见气虚欲脱兼汗出,四肢逆冷等亡阳征象者,可以用其补气固脱,回阳救逆。本品还有生津的作用,常与麦冬、五味子配伍,用来补气养阴,敛汗固脱,如《内外伤辨惑论》中所载生脉散,可用于治疗气虚欲脱兼见汗出身暖,喜冷饮,舌红干燥等亡阴征象者。

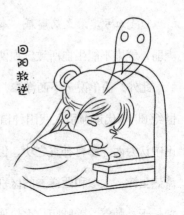

2. **脾虚食少,肺虚喘咳,阳痿宫冷** 本品归脾经,还被称为补脾气之要药,凡脾气虚弱,倦怠乏力、食少便溏者,可与白术、茯苓、甘草配伍。如《太平惠民和剂局方》所出四君子汤。而《济生方》中所载的归脾汤可用于脾气虚弱不能统血导致失血者。本品能补气以摄血,所以常与黄芪、白术等益气健脾药同用;本品又归肺经,长于补肺气,与黄

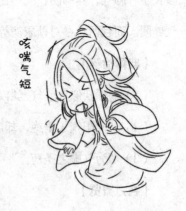

芪、五味子、紫菀等药同用,可用治肺气虚弱,咳嗽无力,气短懒言,咳痰清稀,自汗脉微;本品又归肾经,又有益肾气、助肾阳之功,可以同蛤蚧、胡桃仁等药配伍,用治肾不纳气的短气虚喘和喘促日久,肺肾两虚。

3. **气虚津伤口渴,内热消渴** 本品既能补气,又能生津,适用于气津同伤,短气、口渴者。若用治热病气津两伤,身热烦渴,口舌干燥,汗多,脉大无力,可与石膏、知母同用。如《伤寒论》中所载白虎加人参汤。人参既能补益肺脾肾之气,又能够生津止渴,可用于气阴两伤所致消渴病。

4. **心气不足,惊悸失眠** 本品归心经,能补益心气、安神益智,可用治心气不足,惊悸失眠,与黄芪、茯苓、酸枣仁等药配伍,适宜用于心气虚弱,心悸怔忡,胸闷气短,失眠多梦,健忘等症。

5. 气血亏虚，久病虚羸 本品味甘，甘应脾，能补气以生血养血。可用治脾气虚弱，气虚不能生血所致气血两虚，久病虚羸。

此外，简单说一下西洋参，西洋参是个外来物，原产自美国、加拿大等地，20世纪60年代逐渐引入我国种植。较人参的个头短小，清香之气更加浓郁。中医理论中认为西洋参有补气之功，但最大的作用还是养阴。西洋参主要用来补气养阴，清热生津。人参和西洋参的区别在于：西洋参是滋阴去火，人参是补气助火。西洋参长于补肺气，养肺阴，火热伤肺引起的咳喘气短，痰中带血，可以用西洋参来补气养阴。而且西洋参对糖尿病等病的治疗有一定的辅助作用。

【典籍拾粹】

（1）"形状似人，气冠群草。"（《本草求真》）

（2）"回阳气于垂绝，却虚邪于俄倾。"（《本草经疏》）

（3）"为气虚之圣药。"（《药笼小品》）

【名方概览】

（1）参附汤。（《济生方》）

（2）生脉散。（《内外伤辨惑论》）

（3）补肺汤。（《备急千金要方》）

（4）四君子汤。（《太平惠民和剂局方》）

（5）归脾汤。（《济生方》）

（6）八珍汤。（《正体类要》）

（7）天王补心丹。（《摄生秘剖》）

（8）白虎加人参汤。（《伤寒论》）

【便验采菁】

（1）治疗面部痛：人参茎叶煎至稠膏，高压灭菌后外涂。（《人参的研究》）

（2）治疗新生儿硬皮病：人参5g，制附子3g，菖蒲3g，文火取煎汁，每次

5～10滴，并配合棉花包裹患儿全身，保持体温恒定在37℃以下。(《中国民间百草良方》)

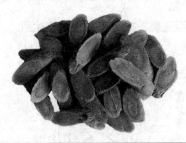

黄芪

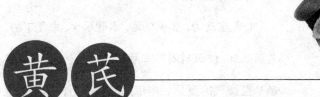

【药源解读】

本品为豆科植物蒙古黄芪或膜荚黄芪的干燥根。始载于《神农本草经》，《名医别录》说：黄耆，生长在蜀郡的山谷、白水、汉中。二月、十月采摘，将其阴干。李时珍释其名曰："耆、长也，黄耆色黄，为补药之长，故名"。原名黄耆，亦名戴糁、戴椹、草、百本、王孙。明代李中立《本草原始》称"耆者年高有德之称，耆老历年久而性不燥，此药性缓如之，故得以耆称。"现今将"耆"简写为"芪"。

相传古时有一位很善良的老中医，名字叫作戴糁，善针灸术，为人厚道，待人谦和，一生乐于救助他人。一天老人上山采药，路过一处悬崖，只听有妇人在悬崖边哭喊求救，原来妇人的小儿被一棵小树勾住，倒挂悬崖上。由于刚下过雨，泥土比较松软，挂住小儿的小树随时有掉下去的可能。

老人放下药篓，下到悬崖上慢慢靠近小儿被困的地方。老人光着脚扎在泥土里，一步一步绕到小儿的下方，先托起小儿，慢慢将小儿送到妇人手中。就在孩子成功脱险的时候，老人脚底一空，掉下了悬崖。

人们在悬崖下找到老人的遗体，将其安葬在悬崖边上。就在老人下葬的那天，墓旁生长出一种草药。没人认识这种草药，由于老人形瘦，面色淡黄，人们称他为

"黄耆"以示尊敬,意为面黄肌瘦的老者,故将这种草药命名为"黄芪"。

【药性与功效】

味甘,性微温。归肺、脾经。补气升阳,固表止汗,利水消肿,生津养血,行滞通痹,托毒排脓,敛疮生肌。

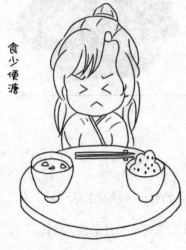

【临床应用】

1. 气虚乏力,食少便溏,水肿尿少,中气下陷,久泻脱肛,便血崩漏　本品味甘,性温,且入脾经,是补益脾气的要药。可单用熬膏服用,用治脾气虚,易倦怠乏力、食少便溏患者,和人参、白术同用补气健脾的效果更佳。因为本品可以补气升阳,所以擅长用来治疗脾虚导致的中气下陷及脱肛、内脏下垂,常与一些补中益气、升阳举陷的药物同用,如《脾胃论》中与人参、柴胡、升麻配伍成补中益气汤。本品又为治疗气虚水肿之要药,既可补脾益气治标又能利水消肿治本。与白术、茯苓等健脾利湿药同用可治疗脾虚水湿失运,浮肿尿少。

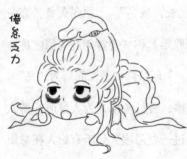

2. 肺气虚弱,咳喘气短　本品入肺经,补肺汤中将本品与人参、紫菀、五味子等药物配伍,用于治疗肺气虚,咳嗽无力,声低懒言。

3. 表虚自汗　本品能通过补肺脾之气,益卫固表以止汗。治脾肺气虚所致卫气不固,表虚自汗,如牡蛎散中与牡蛎、麻黄根等收敛止汗药配伍。而若因卫气不固所致的表虚自汗,易感风邪,又当配伍白术、防风等补气固表、祛风散邪,如《丹溪心法》中所载的玉屏风散。

4. 血虚萎黄,气血两虚　本品性温且归脾经,具有养血之功。通过补气,又有助于脾生血，所以常用于血虚或气血两虚。当归补血汤中将本品与当归配伍，可治疗面色萎黄，神倦脉虚等。

5. **气虚血滞，半身不遂，痹痛麻木** 气为血之帅，本品能通过补气以行血、通痹。可用于中风后遗症半身不遂、肌肤麻木、痹痛者，如《医林改错》中所载的补阳还五汤将本品与当归、川芎、地龙等活血通络药配伍治疗中风后遗症；若因为气虚血滞不行所致的痹痛、肌肤麻木，则配伍桂枝、芍药，或配伍红花、丹参、三七等活血止痛药，治疗气虚血滞引起的胸痹心痛。

6. **气血亏虚，痈疽难溃，久溃不敛** 本品有补气养血之功，使正气旺盛，可达到脱毒排脓、生肌敛疮的功效，对于一些难以愈合的溃疡，可配伍人参、当归、升麻、白芷等药，解毒排脓。

【典籍拾粹】

（1）"中阳不振，脾土虚弱，清气下陷者最宜。"（《本草正义》）

（2）"温分肉而充皮肤，肥腠理以司开阖。"（《本草蒙筌》）

（3）"外科生肌长肉之圣药也。"（《神农本草经百种录》）

【名方概览】

（1）补中益气汤。（《脾胃论》）

（2）当归补血汤。（《兰室秘藏》）

（3）归脾汤。（《济生方》）

（4）玉液汤。（《医学衷中参西录》）

（5）牡蛎散。（《太平惠民和剂局方》）

（6）玉屏风散。（《丹溪心法》）

（7）托里透脓散。（《医宗金鉴》）

（8）十全大补汤。（《太平惠民和剂局方》）

（9）补阳还五汤。（《医林改错》）

【便验采菁】

（1）治疗萎缩性胃炎：黄芪30～60g，莪术10～15g，水煎服，每日1剂。（《上海中医药杂志》）

（2）治疗关节积液：黄芪30g，牛膝、石斛、银花各20g，远志15g组方，水煎服，每日1剂。（《河南中医》）

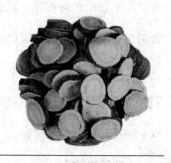

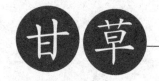

【药源解读】

本品为豆科植物甘草、胀果甘草或光果甘草的干燥根和根茎。亦名蜜甘、蜜草、美草、粉草、灵通、国老。甘草始载于汉代《神农本草经》卷一："甘草，味甘，平。主五脏六腑寒热邪气，坚筋骨，长肌肉，倍力，金创尰，解毒。"

《神农本草经》所载的甘草未区分生甘草与炙甘草，其所载的性味功能主治亦包括两个品种。但在同时代的临床著作中，已将生甘草和炙甘草区别应用，前者常记载为甘草，后者常记载为甘草（炙）。如汉代张仲景《伤寒论》治疗咽喉肿痛、热入血室常用（生）甘草；治疗心气不足、脾胃虚弱等常用甘草（炙）。同时在方名中更是首次出现了炙甘草之名，如《伤寒论》："伤寒，脉结代，心动悸，炙甘草汤主之。"

甘草"国老"之称的来源：甘草有很多别名，美草、蜜甘、蜜草、粉草、甜草等，都与甘草的性状有关。但甘草还有一个很有意思的别名——国老。这个别名的来源要从南朝说起,南朝有一个名医叫陶弘景,他是著名的医药家、道教学家、文学家。他早年为官,36岁时辞官入茅山隐居。其间,他不时收到梁武帝派人传来的国家时事动态,在山中为朝廷出谋划策,被人称为"山中宰相"。同时,他还编撰书稿,写炼丹笔记,也经常为人治病。

陶弘景开的药方中都有甘草,有病人问甘草是不是能医百病。陶弘景认为:甘草甘平补益,又能缓能急,对一些性情猛烈的药物,可监之、制之、敛之、促之;在不同的药方中,可为君为臣,可为佐为使,能调和众药,使它们更好地发挥药效。在药的王国里,甘草是国之药老。从此,人们就把甘草称作"国老"了。

现代医学发现,甘草中含有的化学成分多达上百种,能治疗或辅助治疗多种疾病,不愧为众药之王,国之药老。

【药性与功效】

味甘,性平。归心、肺、脾、胃经。益气补中,清热解毒,祛痰止咳,缓急止痛,调和药性。

【临床应用】

1. 脾胃虚弱,倦怠乏力 本品味甘能补虚,且归脾胃经,通过补益脾胃之气而益中气,其作用缓和,多作为辅助药使用。如《太平惠民和剂局方》中四君子汤将本品与人参、白术、茯苓同用作补脾益气之剂,治疗脾胃虚弱,中气不足,体倦乏力,食少便溏等。

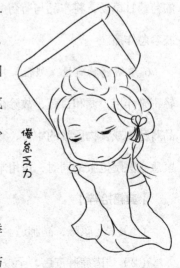

2. 心气不足,心悸气短,脉结代 本品入心经,可以补益心气,用治心气不足所致的脉结代,心悸气短,《伤寒类要》中用单品治疗伤寒心悸症。而《伤寒论》炙甘草汤中将本品与人参、阿胶、生地黄等补气养血药配伍,治气血两虚所

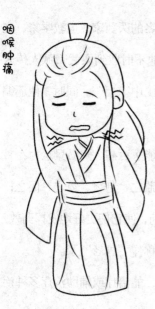
咽喉肿痛

致的心气不足和心悸气短。

3. **痈肿疮毒，咽喉肿痛** 本品还擅长解毒，临床上治疗痈肿疮毒、咽喉肿痛。生用本药性质偏凉，能清热解毒，用于多种热毒证。可以单用煎汤或熬制膏方，临床上多与金银花、连翘、紫花地丁等清热解毒药配伍。另外，单用时也可以治疗热毒上攻所致的咽喉肿痛，也可以与桔梗同用配伍，红肿严重者，更适合与射干、山豆根、牛蒡子等解毒利咽的药物配伍使用。

4. **咳嗽痰多** 本品又入肺经，甘润平和，能祛痰止咳。可用于寒热虚多种咳嗽，有痰无痰均可使用。治疗风寒咳嗽，可与麻黄、苦杏仁同用；治疗肺热咳嗽，可与石膏、麻黄同用；治疗寒痰咳嗽，可与干姜、细辛同用；治疗湿痰咳嗽，常与半夏、茯苓同用；治疗肺虚咳嗽，可与黄芪、太子参同用。

5. **脘腹、四肢挛急疼痛** 本品味甘能缓，又善于缓急止痛，《伤寒论》中记载的芍药甘草汤，将本品与芍药配伍，治疗脾虚肝旺的脘腹挛急作痛或阴血不足的四肢挛急作痛。

6. **缓解药物毒性、烈性** 甘草与寒热补泻各类药物一同使用，能缓和烈性或减轻毒副作用，调和百药，故除被誉为"国老"之外，又称为"百草之长"。另外本品对药物或食物所致的中毒，有一定的解毒作用，对于药物或食物中毒的患者，在紧急送医院抢救的同时，可用本品辅助解毒救急。

【典籍拾粹】

（1）"止咳嗽，润肺道。"（《药鉴》）

（2）"诸痈肿疮疡、金疮及诸药之毒，非此不解。"（《本草发明》）

（3）"善和诸药，使相协而不争。"（《本草集要》）

【名方概览】

(1) 炙甘草汤。(《伤寒论》)

(2) 芍药甘草汤。(《伤寒论》)

【便验采菁】

(1) 治疗冻疮：用甘草、芫花各9g，加水2000mL煎后浴洗患处，每日3次。(《中华外科杂志》)

(2) 治疗接触性皮炎：以2%甘草液局部湿敷，每次15~20分钟，每1~2小时1次。(《安医学报》)

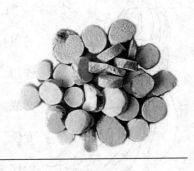

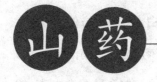

【药源解读】

本品为薯蓣科植物薯蓣的干燥根茎。其始载本草为《神农本草经》。《本草纲目》曰："薯蓣入药，野生者为胜；若供馔，则家种者为良。四月生苗延蔓，紫茎绿叶，叶有三尖，似白牵牛叶而更光润，五六月开花成穗，淡红色，结荚成簇，荚凡三棱合成，坚而无仁。其子别结于一旁，状似雷丸，大小不一，皮色土黄而肉白，煮食甘滑，与其根同。"

山药原名薯蓣，明代医学家李时珍在《本草纲目》中记载：本名薯蓣，因唐代宗名豫，避讳改为薯药；又因宋英宗讳曙，改为山药，尽失当日本名。恐岁久以山药为别物，故详著之。相传古时候怀川平原上有一个小国叫野王国，一年冬天，野王国和大国交战，被困在深山里，将士们饥寒交迫，绝望之际一位士兵抱着挖来的几根树根样的东西，说是能吃，将士们便纷纷刨来吃，饱餐一顿之后，大家感到体力大增。将军一声令下，士兵们如猛虎一般冲出山林，夺回失地保住了国家。后来将士们将这种植物取名"山遇"，随着后来越来越多的人食用它，人们发现它具有治病健身的效果，就将"山遇"改名为山药。

【药性与功效】

味甘，性平。归脾、肺、肾经。补脾养胃，生津益肺，补肾涩精。

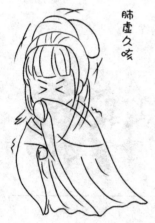
肺虚久咳

【临床应用】

1. **脾虚食少，大便溏泄，白带过多** 本品味甘性平，可以补益脾气，滋养脾阴，又兼涩性，有止泻、止带的作用。适用于脾气虚弱或气阴两虚，消瘦乏力，食少便溏或泄泻，以及妇女带下等。山药有"气轻性缓，非堪专任"的特点，常辅助人参、白术等入复方使用，共同治疗气虚证。其含有丰富的营养成分，容易消化，可以作为食品长期服用，还可以配合一些食材做成药膳，对慢性病或病后虚弱羸瘦，脾胃虚弱，可以调动营养物质的吸收，是很好的调补品。

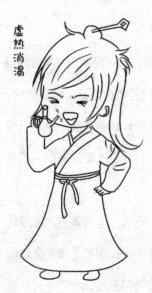
虚热消渴

2. **肺虚喘咳** 本品入肺经，益气养阴，能补肺气、滋肺阴。与太子参、南沙参等药物配伍可用于治疗肺虚久咳或虚咳；本品同入肺经，兼补肾气，滋肾阴，具有收涩的性质。

3. **肾虚遗精，带下，尿频** 可用于肾气虚所致的男子滑精早泄、遗精，女子带下清稀等，如为人所熟知的肾气丸和六味地黄丸。

4. 虚热消渴 本品既补脾肺肾之气，又补脾肺肾之阴。治疗消渴病气阴两虚者，常与黄芪、天花粉、知母等补气养阴生津之品同用，如玉液汤。

【典籍拾粹】

（1）"凡脾虚泄泻，肺虚咳嗽，肾虚遗滑等证皆可用之。"（《本草便读》）

（2）"生捣最多津液而稠黏。"（《神农本草经读》）

（3）"性缓力微，剂宜倍用。"（《药品化义》）

【名方概览】

（1）参苓白术散。（《太平惠民和剂局方》）

（2）完带汤。（《傅青主女科》）

（3）肾气丸。（《金匮要略》）

【便验采菁】

（1）治疗小儿秋季腹泻：怀山药研碎过筛成细末，临用时加冷水煮成糊状，口服。（《湖南医学杂志》）

（2）治疗小儿遗尿：以怀山药120g研末，每日早晚各服1次，每次6g，开水送服。（《新中医杂志》）

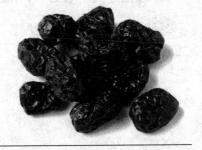

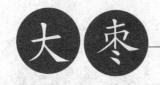

【药源解读】

本品为鼠李科植物枣的干燥成熟果实，别名枣子、刺枣、贯枣。大枣的始载本草为《神农本草经》。《本草图经》曰:"大枣,干枣也……今近北州郡皆有,而青、晋、绛州者特佳。江南出者坚燥少脂。"并附有"大枣"图。李时珍曰:"枣木赤心,有刺。四月生小叶,尖觥光泽。五月开小花,白色微青。南北皆有,惟青、晋所出者肥大甘美,入药为良。"

话说这一年初秋时节,晴空万里,上古帝王轩辕黄帝带领文武大臣、众卫士一行众人去野外狩猎。偶遇果林,黄帝急忙催马上前,只见树上结着红红青青的小果子,甚是惹人喜爱,就要上前摘食。一名士兵看在眼里,就上前说:"皇上,小人愿意先尝此物,如若没有问题的话,再请皇帝享用。"黄帝听了甚是感动。士兵就摘下一颗放在嘴里,嚼后惊呼:"好吃好吃,又脆又甜真好吃。"

此时的黄帝摘下果子往嘴里塞,大臣和士兵也跟着吃了起来。黄帝饱餐之后,缓过神来,对身边的大臣说:"甘甜爽口,这真是仙果呀,你们可知道这仙果的名字吗?"大臣们皆摇头相向,不知道是何仙果,就提议让黄帝为仙果起名。黄帝提着佩剑在地上边敲边说:"此果解了朕饥劳之困,我们迷途一路找来实在不易,我看就为其起名'找'吧。"黄帝吃饱之后,带着众人经过仔细辨认路途,并回到了宫中。

自此之后,地方官吏年年用此枣进贡黄帝,"找"字也慢慢地在民间叫开了。后来经过历史的变迁、朝代更替,就演变成了现在的"枣"字,发音也变成"zao(三声)"了。

【药性与功效】

味甘,性温。归脾、胃、心经。补中益气,养血安神,缓和药性。

【临床应用】

1.脾虚食少,乏力便溏 大枣味甘性温,归脾胃经,可以补脾益气,适用于脾气虚弱,形体消瘦、倦怠乏力、食少便溏等症,常与黄芪、党参、白术等健脾益气药同用。

2. 妇人脏躁，失眠 本品又入心经，养心血、安心神。《金匮要略》的甘麦大枣汤中，此物与小麦、甘草等同用，治疗心阴不足，肝气失和所致的妇人脏躁，精神恍惚，心中烦乱，睡眠不安；若治疗血虚面色萎黄，心悸失眠，常与熟地黄、当归、酸枣仁同用。另外，大枣与葶苈子、甘遂、大戟、芫花等药性峻烈或有毒的药物作用，可以保护胃气，缓和其毒烈药性作用，体现了"制性存用"的中医思维，《金匮要略》中葶苈大枣泻肺汤和《伤寒论》中的十枣汤都有所体现。

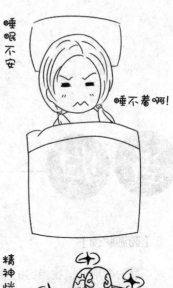

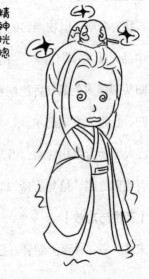

【典籍拾粹】

（1）"味浓而质厚，长于补血。"（《长沙药解》）

（2）"凡属心脾二藏元神亏损之证，必用大枣治之。"（《本草汇言》）

（3）"和百药不让甘草。"（《本草约言》）

【名方概览】

（1）甘麦大枣汤。（《金匮要略》）

（2）十枣汤。（《伤寒论》）

【便验采菁】

（1）治疗顽固性失眠：用紫河车30g，大枣5枚（去核），水煎服，2天1次。（《常用中草药新用途手册》）

（2）治疗紫癜：生红枣洗净后内服，每次10枚，每日3次。（《上海中医药杂志》）

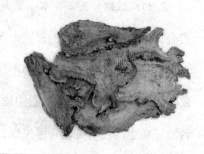

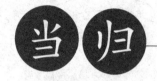

【药源解读】

本品为伞形科植物当归的干燥根。最早见于东汉时期的《神农本草经》，被其列为中品。《本草纲目》："时珍曰：今陕、蜀、秦州、汶州诸处人多栽莳为货。以秦归头圆尾多色紫气香肥润者，名马尾归，最胜他处。头大尾粗色白坚枯者，为镵头归，止宜入发散药尔。"

古人娶妻为生儿育女，当归调血，是治疗女性疾病的良药，有想念丈夫之意，因此有当归之名，恰与唐诗"胡麻好种无人种，正是归时又不归"的意思相同。

【药性与功效】

味甘、辛，性温。归肝、心、脾经。补血活血，调经止痛，润肠。

【临床应用】

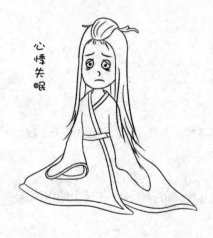

1. 血虚萎黄，眩晕心悸　本品甘温质润，长于补血，为补血之圣药，治血虚萎黄，心悸失眠，常与熟地黄、白芍、川芎同用；治疗气血两虚，常黄芪、人参与同用，以补气生血。

2. 血虚、血瘀之月经不调，经闭痛经　本品味甘而辛，补血又能活血。因长于活血，行经止痛，故为妇科补血活血，调经止痛之要药。

又因其性温,故血虚血瘀有寒者尤为适用。妇女月经不调、经闭、痛经属血虚者,常与熟地黄、白芍、川芎等补血活血药同用;若兼有血瘀者可配伍桃仁、红花等;若月经不调,经闭痛经,瘀血阻滞者,可与白芍、桂枝同用;属肝郁气滞者可与柴胡、白芍同用;证属肝郁化火,热迫血行者,可与牡丹皮、栀子同用;气血两虚者,可与人参、白术同用。

3. **虚寒腹痛,风湿痹痛,跌仆损伤,痈疽疮疡** 本品辛行温通,补血活血,散寒止痛,用治血瘀血虚寒凝之腹痛,可与桂枝、生姜、白芍等同用;治疗风寒痹痛,肢体麻木,常与羌活、防风、秦艽等同用;本品活血止痛,用治跌打损伤、瘀血作痛,常与乳香、没药同用;治疗疮疡初起,肿胀疼痛,可与银花、赤芍同用;治疗痈疽溃后不敛,可与黄芪、人参同用。

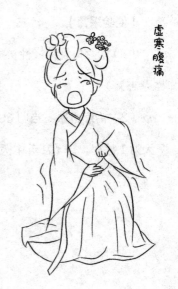

虚寒腹痛

4. **血虚肠燥便秘** 本品补血以润肠通便,用治血虚肠燥便秘。常以本品与肉苁蓉、牛膝同用;亦可与生何首乌、火麻仁、桃仁等润肠通便药同用。

【典籍拾粹】

(1)"补心血之缺欠无有过于当归。"(《本草求真》)

(2)"凡大便燥结,非君之以当归,则硬粪不能下。"(《药性通考》)

(3)"血结滞而能散,血不足而能补,血枯燥而能润,血散乱而能抚。"(《本草汇》)

【名方概览】

(1)当归补血汤。(《兰室秘藏》)

(2)四物汤。(《太平惠民和剂局方》)

(3)当归生姜羊肉汤。(《金匮要略》)

（4）复元活血汤。（《医学发明》）

（5）仙方活命饮。（《妇人良方》）

（6）十全大补汤。（《太平惠民和剂局方》）

（7）四妙勇安汤。（《验方新编》）

（8）济川煎。（《景岳全书》）

【便验采菁】

（1）治疗血管神经性头痛：以20%当归注射液，行背部俞穴注射疗法。（《中医杂志》）

（2）治疗遗尿：当归30g，炙麻黄10g，水煎至200mL，睡前1小时服下，7天为1疗程。（《江苏中医》）

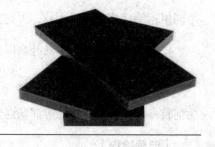

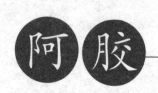

【药源解读】

阿胶为马科动物驴的皮，经漂泡去毛后熬制而成的胶质块。南朝梁陶弘景《名医别录》曰："出东阿，故曰阿胶也。"以宋为分野，阿胶药源有较大变异。宋以前，记载多为："微温，无毒。煮牛皮作之"，即以牛皮为药源。而后，阿胶的记载变为"味甘平，微温，无毒。乌驴皮煎成，亦有以黄牛皮煎者"。

【药性与功效】

味甘，性平。归肺、肝、肾经。补血止血，滋阴润燥。

【临床应用】

1. 血虚萎黄，眩晕心悸　本品甘温质润，为补血之佳品。治疗血虚诸证，多单用黄酒顿服，或与当归、黄芪、熟地同用。

2. 多种出血证　本品为止血要药，对于出血而兼阴虚、血虚者尤为适宜。治疗血热吐衄，多与蒲黄、生地黄同用；治疗失血偏多，虚倦神怯，多与人参、白术及同用；治疗肺病嗽血，多与人参、天冬、白术及同用；治疗冲任不固，崩漏及妊娠下血，多与生地黄、艾叶同用。

3. 阴虚证、燥证　本品善能滋阴润燥。治疗肺虚火盛或痰中带血，多与苦杏仁、马兜铃同用；治疗温燥伤肺，干咳无痰，多与麦冬、苦杏仁同用；治疗热病伤阴，虚烦不眠，多与白芍、鸡子黄同用；治疗火盛灼津、津伤风动，多与龟甲、白芍同用。

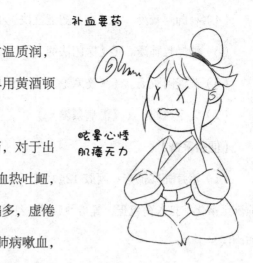

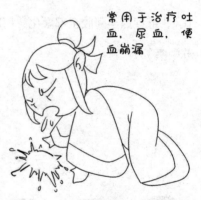

【典籍拾粹】

（1）"为补血圣药，不论何经，悉其所任。"（《本草思辨录》）

（2）"专入肝经养血。"（《本草求真》）

（3）"生东平郡，煮牛皮作之。出东阿。"（《名医别录》）

【名方概览】

（1）阿胶四物汤。（《杂病源流犀烛》）

（2）阿胶散。（《仁斋直指方》）

（3）黄土汤。（《金匮要略》）

（4）补肺阿胶汤。（《小儿药证直诀》）

（5）清燥救肺汤。（《医门法律》）

（6）黄连阿胶汤。（《伤寒论》）

（7）大定风珠。（《温病条辨》）

【便验采菁】

（1）治疗先兆流产：阿胶12g，鸡子2枚，红糖30g。先将阿胶加水200mL煎沸至溶化，打入荷包蛋，等蛋熟后兑入红糖，吃蛋喝汤，每日2～3剂。（《山西中医》）

（2）治疗眼球出血：取黄连4g，黄芩2.5g，白芍2g，先煎去渣，再入阿胶10g，继续煎至阿胶全部融化，稍冷后再加入鸡蛋1个，温服，每日2剂。（《江苏中医》）

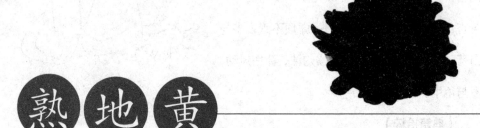

熟地黄

【药源解读】

本品为玄参科植物地黄的块根，经加工炮制而成。通常以酒、砂仁、陈皮为辅料经反复蒸晒，至内外色黑油润，质地柔软黏腻。切片用或炒炭用。

【药性与功效】

味甘，性微温。归肝、肾经。补血养阴，填精益髓。

【临床应用】

1. 血虚诸证　本品甘温质润，补阴益精以生血，为养血补虚之要药。常与当归、白芍、川芎同用，治疗血虚萎黄，眩晕，心悸，失眠及月经不调、崩中漏下；若心血虚心悸怔忡，可与远志、酸枣仁等安神药同用；若崩漏下血而致血虚血寒、少腹冷痛，可与阿胶、艾叶同用。

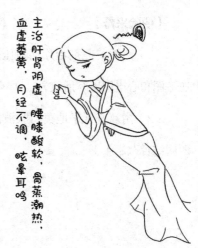

主治肝肾阴虚，腰膝酸软，骨蒸潮热，血虚萎黄，月经不调，眩晕耳鸣。

2. 肝肾阴虚诸证　本品质润入肾，善滋补肾阴，填精益髓，为补肾阴之要药。古人谓之"大补五脏真阴"，"大补真水"。常与山药、山茱萸等同用，治疗肝肾阴虚，腰膝酸软、遗精、盗汗、耳鸣、耳聋及消渴等，可补肝肾，益精髓；亦可与知母、黄柏、龟甲等同用治疗阴虚骨蒸潮热。本品益精血、乌须发，常与何首乌、牛膝、菟丝子等配伍，治精血亏虚须发早白；本品补精益髓、强筋壮骨，也可配龟甲、锁阳、狗脊等，治疗肝肾不足，五迟五软。

此外，熟地黄炭能止血，可用于崩漏等血虚出血证。

【典籍拾粹】

（1）"熟地黄……补血虚不足，虚损血衰之人须用，善黑须发。"（《医学启源》）

（2）"填骨髓，长肌肉，生精血，补五脏内伤不足，通血脉，利耳目，黑须发，男子五劳七伤，女子伤中胞漏，经候不调，胎产百病。"（《本草纲目》）

【名方概览】

（1）四物汤。（《太平惠民和剂局方》）

（2）六味地黄丸。（《小儿药证直诀》）

（3）七宝美髯丹。（《医方集解》）

【便验采菁】

（1）熟地黄煎剂治疗高血压，血压、血清胆固醇和甘油三酯均有下降，且脑血流图和心电图也有所改善。（《熟地黄炮制加酒与否科研成果鉴定书》）

（2）用复方五子地黄口服液治疗男性不育症，总有效率为84%。（《中国中西医结合杂志》）

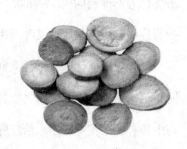

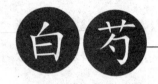

【药源解读】

本品为毛茛科植物芍药的干燥根。芍药，犹绰约也。绰约，美好貌。此草花容绰约，故以为名。个大、色白、粉性足，故而称为白芍。

【药性及功效】

味苦、酸，性微寒。归肝、脾经。养血调经，平肝止痛，敛阴止汗。

【临床应用】

养血调经，敛阴止汗，柔肝止痛，平抑肝阳。用于血虚萎黄，月经不调，自汗，盗汗，胁痛，腹痛，四肢挛痛，头痛眩晕。

1. 血虚或阴虚有热之月经不调，崩漏　本品有养血柔肝，调经止痛之效。治疗阴虚有热，月经先期、量多，或崩漏不止，多与阿胶、地骨皮同用。

2. 自汗、盗汗　本品味酸，有敛阴止汗之功。治疗外感风寒，营卫不和所致的汗出恶风，多与桂枝同用；治疗虚劳自汗不止，多与黄芪、白术同用；治疗阴虚盗汗，多与龙骨、牡蛎、浮小麦同用。

3.肝阴不足或肝阳偏亢的头痛、眩晕、胁肋疼痛、脘腹四肢拘挛作痛　本品有养肝阴、调肝气、平肝阳、缓急止痛之效。治疗血虚肝郁，胁肋疼痛，常与当归、柴胡同用；治疗脾虚肝旺，腹痛腹泻，多与白术、防风、陈皮同用；治疗阴血亏虚，筋脉失养之手足挛急作痛，多与甘草同用；治疗肝阳上亢，多与牛膝、代赭石、龙骨同用。

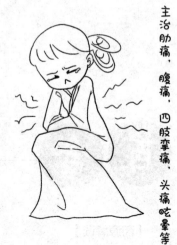

主治胁痛，腹痛，四肢挛痛，头痛眩晕等

【典籍拾粹】

（1）"大滋肝中之血。"（《本草新编》）

（2）"专行血海，女子调经胎产，男子一切肝病，悉宜用之。"（《药品化义》）

（3）"治腹中痛之圣药也。"（《药类法象》）

【名方概览】

（1）四物汤。（《太平惠民和剂局方》）

（2）保阴煎。（《景岳全书》）

（3）逍遥散。（《太平惠民和剂局方》）

（4）痛泻要方。（《景岳全书》）

（5）芍药甘草汤。（《伤寒论》）

（6）桂枝汤。（《伤寒论》）

【便验采菁】

（1）治疗习惯性便秘：生白芍24～40g，生甘草10～15g，每日1剂，水煎服。（《中医杂志》）

（2）治疗肩胛肋骨综合征：白芍45g，炙甘草20g，每日1剂，水煎服。（《江苏中医》）

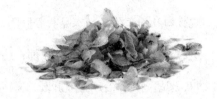

百合

【药源解读】

本品为百合科植物卷丹百合或细叶百合的干燥肉质鳞叶。《本草纲目》：百合之根，以众瓣合成也。或云，专治百合病，故名，亦通。其根如大蒜，其味如山薯，故俗称为蒜脑薯。

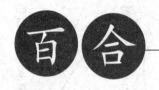
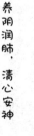
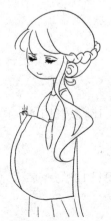

【药性与功效】

味甘，性寒。归心、肺经。养阴润肺止咳，清心安神。

【临床应用】

养阴润肺，清心安神。用于阴虚燥咳，劳嗽咳血，虚烦惊悸，失眠多梦，精神恍惚。

1. **阴虚燥咳，劳嗽咳血** 本品微寒且入肺经，作用平和，能补肺阴，还可清解肺热，有养阴润肺，润燥止咳之功。治疗阴虚肺燥有热所致的干咳少痰、咳血或咽干喑哑，可与款冬花同用；治疗肺虚久咳，劳伤所致的咳血，可与生地黄、玄参、贝母同用。

2. **虚烦惊悸，失眠多梦，精神恍惚** 本品又入心经，能养阴清心，宁心安神。治疗虚热上扰，失眠、心悸，可与麦冬、酸枣仁、丹参同用；治疗百合病，心肺阴虚内热，神志恍惚，情绪不能自主，口苦便赤，脉微数，可与知母、生地黄同用。

【典籍拾粹】

（1）"为清补肺经之药。"（《神农本草经百种录》）

（2）"虚劳之嗽，用之颇宜。"（《本草正》）

（3）"治伤寒百合之奇邪，疗神魂狂乱之鬼击。"（《本草约言》）

【名方概览】

（1）百合固金汤。（《慎斋遗书》）

（2）百合地黄汤。（《金匮要略》）

【便验采菁】

（1）治疗耳痛：用百合研末，每服6g，每日2次，温开水送服。（《实用补养中药》）

（2）治疗角化型手癣：用百合、海桐皮各30g，水煮沸20分钟后取汁，待温浸泡患手，每天1～3次。（《四川中医》）

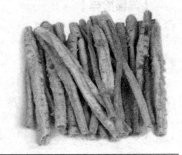

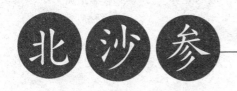

【药源解读】

本品为伞形科植物珊瑚菜的干燥根，亦名白参、知母、羊乳、羊婆奶、铃儿草、虎须、苦心，始见于《神农本草经》。

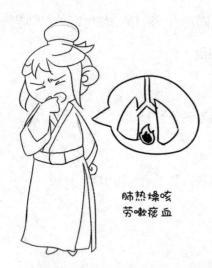

【药性与功效】

味甘、微苦,性微寒。归肺、胃经。养阴清肺,益胃生津。

【临床应用】

养阴清肺,益胃生津。用于肺热燥咳,劳嗽痰血,胃阴不足,热病津伤,咽干口渴。

1. 肺热燥咳,阴虚劳嗽痰血　本品归肺经,且甘润微寒微苦,能滋补肺阴。治疗阴虚肺燥有热而致的干咳少痰、久咳劳嗽或咽干喑哑等症,可与麦冬、玉竹、桑叶同用;治疗阴虚劳热,可与知母、川贝母、麦冬、鳖甲同用。

2. 胃阴不足,热病津伤,咽干口渴　本品又归胃经,甘寒能养胃阴,苦寒能清胃热。治疗胃阴虚有热之口干多饮、饥不欲食、大便干结、舌苔光剥或舌红少津,或胃脘隐痛、干呕、嘈杂,或热病津伤、咽干口渴,可与石斛、玉竹、乌梅同用;治疗胃阴与脾气俱虚者,可与山药、太子参、黄精同用。

【典籍拾粹】

(1)"肺经轻清淡补之品。"(《药笼小品》)

(2)"肺虚劳热者最宜。"(《玉楸药解》)

(3)"清而不腻,滋养肺胃,生津润燥,最为无弊。"(《本草正义》)

【便验采菁】

(1)治疗产后无乳:北沙参12g,猪肉适量,同煮食,每日1～2剂。(《中药大辞典》)

(2)治疗虚火牙痛:北沙参15～60g,鸡蛋1个,同煮服,每日1剂。(《中药大辞典》)

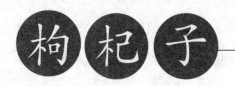
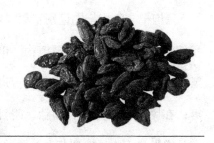

【药源解读】

本品为茄科植物宁夏枸杞的干燥成熟果实。始载于《神农本草经》。《本草纲目》:"今考《本经》止云枸杞,不指是根、茎、叶、子。《别录》乃增根大寒、子微寒字,似以枸杞为苗。而甄氏《药性论》乃云枸杞甘平,子、叶皆同,似以枸杞为根。寇氏《衍义》又以枸杞为梗皮。皆是臆说。按陶弘景言枸杞根实为服食家用。西河女子服枸杞法,根、茎、叶、花、实俱采用。则《本经》所列气、主治,盖通根、苗、花、实而言,初无分别也,后世以枸杞子为滋补药,地骨皮为退热药,始分而二之。窃谓枸杞苗叶,味苦甘而气凉,根味甘淡气寒,子味甘气平,气味既殊,则功用当别,此后人发前人未到之处者也。"

战国时期一个名为狗子的人戍边有功,十年后衣锦还乡,却已是满脸须发。路见家乡正闹饥荒,田园荒芜,路人乞讨,饿殍遍地,众乡邻都面黄肌瘦。狗子甚为惶恐,不知道老母和妻子现状如何,便急匆匆地赶到家中。但见老母发丝如银,神采奕奕,妻子面色红润,不像路人饥饿之状,甚为惊讶。狗子拜过老母之后,即询问妻子说:"路见乡邻皆饥饿之状,唯独老母和你面有容光,身体健康,这是什么原因呢?"妻子回答说:"自你从军后,我终日劳作,勉为生计,去年至今年两年,蝗灾涝害,颗粒无收,我采山间红果与母亲充饥,方勉其饿。"母亲也说:"若非你媳妇采红果与我充饥,我命早已休也。"狗子高兴地哭了,对妻子更加敬重了。

乡亲们听到后，争相采食，谓之枸杞食。

黑枸杞与红枸杞的区别：黑枸杞是我国西部特有的沙漠药用植物品种，它与我们常用的红枸杞是同属植物，也就是"亲兄弟"的关系。维吾尔族医生常用黑枸杞果实及根皮治疗尿道结石、牙龈出血等；藏医用黑枸杞治疗月经不调等；在民间多作为滋补强壮、明目及降压药。黑枸杞味甘、性平，其主要功效有：增强免疫力，抗疲劳，补肾益精，生津止渴，改善血液循环，改善睡眠，养肝明目。

黑枸杞富含蛋白质、枸杞多糖、维生素、微量元素等多种营养成分，还含有丰富的天然原花青素（红枸杞不含），是原花青素含量最高的天然野生植物。总的来说，黑枸杞的功效、用法、用量都类似红枸杞，抗氧化、抗衰老作用比红枸杞好。

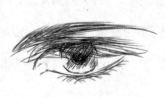

滋补肝肾，益精明目

【药性与功效】

味甘，性平。归肝、肾经。补肝肾，明目，润肺。

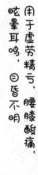

用于虚劳精亏，腰膝酸痛，眩晕耳鸣，目昏不明

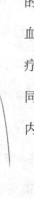

【临床应用】

本品性味甘平，且入肝肾经，擅长滋养肾精，补肝血，养肾经。主治肝肾阴虚，精血不足所致的腰膝酸痛，眩晕耳鸣，阳痿遗精，内热消渴，血虚萎黄，目昏不明等症，可单用熬膏服用；治疗须发早白，与怀牛膝、菟丝子、何首乌等药物同用；治疗肝肾阴虚或肾精亏虚所致的两目干涩，内障目昏，常与熟地黄、山茱萸同用。

【典籍拾粹】

（1）"肝肾真阴不足，劳乏内热补益之要

药。"(《本草经疏》)

(2)"精血充则目可明,渴可止,筋骨坚利,虚劳等证悉除矣。"(《本草便读》)

【名方概览】

(1)七宝美髯丹。(《积善堂方》)

(2)杞菊地黄丸。(《医级》)

【便验采菁】

(1)治疗老年夜间口干症:枸杞子30g,每晚睡前嚼服。(《新中医》)

(2)治疗男性不育症:枸杞子15g,每晚嚼碎后咽服,连服2个月为1疗程。(《新中医》)

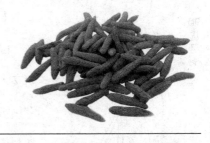

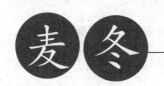

【药源解读】

本品为百合科植物麦冬的干燥块根。麦冬又名麦门冬,麦门冬作为药名,始载于汉代《神农本草经》,被列为上品。亦名冬、禹韭、禹余粮、忍冬、忍凌、不死草、阶前草。《说文解字》云:"虋,赤苗。嘉谷也","虋"字作"赤苗"解,是因为赤苗之色如璊(音mén),璊为赤色的玉。在古代,"虋冬"常被用来称呼一些越冬植物的苗叶,其中多指红苗,后渐泛指一般的越冬苗叶。麦冬为越冬植物,故有忍冬、忍凌之称,又其根似穬麦,以此遂有麦虋(门)冬之名。

《神农本草经》:"麦门冬味甘,平。主心腹结气,伤中,伤饱,胃络脉绝,羸瘦短气。久服轻身、不老、不饥。生川谷及堤阪。"《本草图经》:"麦门冬,今所在有之。叶青似莎草,长及尺余,四季不凋,根黄白色,有须根,作连珠形,四月开淡红花,如红蓼花,实碧而圆如珠。"

在唐代本草描述中,不难发现入药的麦冬有多个品种,如唐代陈藏器在《本草拾遗》中记载:"麦门冬,出江宁小润,出新安大白。其大者苗如鹿葱(萱草),小者如韭叶,大、小有三、四种,功用相似,其子圆碧"。

【药性与功效】

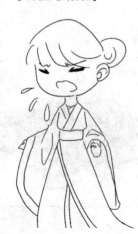

味甘、微苦,性微寒。归心、肺、胃经。养阴生津,润肺清心。

【临床应用】

1. 肺燥干咳,阴虚劳嗽,喉痹咽痛　本品甘寒养阴又入肺经,善于养肺阴,清肺热,适用于阴虚肺燥有热所致的鼻干咽燥、干咳痰少、咳血、咽痛喑哑等症,常与桑叶、杏仁、阿胶等清肺润燥之品同用;治疗肺肾阴虚所致的劳虚咳血,常与天冬同用;治疗喉痹咽痛,常与玄参、桔梗、甘草同用。

2. 胃阴不足,津伤口渴,内热消渴,肠燥便秘　本品味甘柔润,性偏苦寒,入胃经,长于益胃生津清热,常用于胃阴虚有热所致的舌干口渴,胃脘疼痛,呕吐,大便干结等症。如治疗热伤胃阴,口干舌燥,常与生地黄、玉竹、沙参等药物同用;治疗胃阴不足之气逆呕吐,纳少,口渴咽干,常与人参、半夏等益气生津、降逆下气之药物同用；治疗内热消渴，可与山药、天花粉、太子参等药物同用；治疗津伤便秘，常与生地黄、玄参等养阴生津的药物同用。

3. 心阴虚及温病热扰心营，心烦失眠　本品又入心经，能滋养心阴，清心热，并且具有除烦安神的作用。可以用于治疗阴虚有热所致的心烦、失眠多梦等症，可以和生地黄、酸枣仁、柏子仁等同用；治疗热伤心营，神烦少寐者，可以和黄连、生地黄、玄参等清心凉血养阴的药物同用。

【典籍拾粹】

（1）"退肺中隐伏之火，生肺中不足之金。"（《雷公炮炙药性解》）

（2）"解肺燥殊验，定嗽咳奇功。"（《本草新编》）

（3）"为纯补胃阴之药。"（《神农本草经百种录》）

【名方概览】

（1）麦门冬汤。（《金匮要略》）

（2）增液汤。（《温病条辨》）

（3）清燥救肺汤。（《医门法律》）

（4）天王补心丹。（《摄生秘剖》）

（5）清营汤。（《温病条辨》）

【便验采菁】

（1）治疗小儿夏季热：重用麦冬，配以山药、沙参、茯苓、乌梅等水煎代茶饮，每日1剂。（《广西中医药》）

（2）治疗齿龈出血：用麦冬、地骨皮各15g，水煎2次，取汁300mL，贮于有盖茶杯内，不时口含少量，而后轻轻漱口吐出。（《江苏中医》）

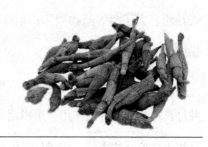

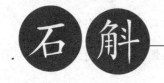

【药源解读】

本品为兰科植物金钗石斛、鼓槌石斛或流苏石斛的栽培品及其同属植物近似种新鲜或干燥茎。石斛初次被发现的时候是生长在石头上,斛是古代一个量器,一斛等于十斗,斛在秦汉时期也是皇室专用酒具,象征着尊贵和地位,用斛命名这种药材,说明古代这种植物非常名贵稀有,价值不菲。明代及以前,将铁皮石斛、霍山米斛等多糖含量高的品种称为石斛,将不含多糖的石斛称为木斛。

《唐本草》记:作干石斛,先以酒洗捋蒸灸成,不用灰汤。今荆、襄及汉中、江左又有二种,一者似大麦累累相连,头生一叶而性冷(名麦斛)。一种大如雀髀,名雀髀斛,生酒渍服,乃言胜干者,亦如麦斛,叶在茎端。其余斛如竹,节间生叶也。《本草衍义》记:石斛,细若小草,长三四寸,柔韧,折之如肉而实。今人多以木斛浑行,医工亦不能辨。世又谓之金钗石斛,盖后人取象而言之。

【药性与功效】

味甘,性微寒。归胃、肾经。益胃生津,滋阴清热。

【临床应用】

1. 热病津伤,口干烦渴,胃阴不足,食少干呕,病后虚热不退 本品甘而微寒,且入胃经,擅长滋养胃阴,生津止渴,还可以清解胃热。治疗热病伤津,烦渴,舌干苔黑者,常与天花粉、鲜地黄或生地黄、麦冬等药物同用;治疗胃热阴虚所致的胃脘隐痛或灼痛，食少干呕，可以单用，煎汤代茶饮，或配伍麦冬、竹茹、白芍等；治疗病后阴虚津亏，虚热不退，可以和地骨皮、黄柏、麦冬等药物同用。

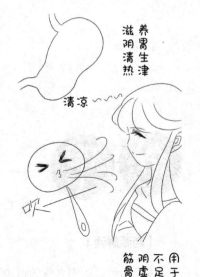

2. 肾阴亏虚，目暗不明，筋骨萎软，阴虚火旺，骨蒸劳热 本品又入肾经，可以滋肾阴，降虚火，适用于肾阴亏虚所致的目暗不明、筋骨萎软以及阴虚火旺，骨蒸劳热等症。治疗肾阴亏虚，目暗不明者，常与枸杞子、熟地黄、杜仲、牛膝等补肝肾、强筋骨之品同用；若阴虚火旺，骨蒸劳热者，可以配伍枸杞子、黄柏、胡黄连等滋肾阴、退虚热的药物共同使用。

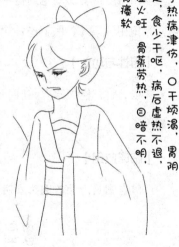

【典籍拾粹】

（1）"为胃虚挟热伤阴专药。"（《药性切用》）

（2）"甘可悦脾，咸能益肾，故多功于水土二脏。"（《本草通玄》）

（3）"惟胃肾有虚热者宜之。"（《本草从新》）

【名方概览】

石斛夜光丸。（《原机启微》）

【便验采菁】

（1）治疗胃酸缺乏症：用石斛、玄参各15g，白芍9g，麦冬12g，每日1剂，水煎服。（《实用补养中药》）

（2）治疗夜盲症：石斛、仙灵脾各30g，苍术15g，共捣为细末，每服9g，每日2次，空腹米汤送下。（《益寿中草药详解》）

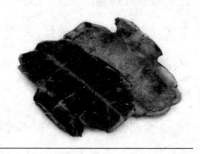

龟甲

【药源解读】

本品为龟科动物乌龟的背甲及腹甲。《广雅》云：介，龟也。高诱注淮南云：龟壳，龟甲也。《名医》曰：生南海及湖水中，采无时。

【药性与功效】

味咸、甘，性微寒。归肝、肾、心经。滋阴潜阳，益肾强骨，养血补心，固经止崩。

【临床应用】

1. 阴虚潮热，骨蒸潮热，阴虚阳亢，头晕目眩，虚风内动　本品为血肉有情之品，味咸、甘，性微寒，既能滋补肝肾之阴以退内热，又能潜降肝阳而息内风，所以多用于肝肾阴虚所致的上述诸证。治疗阴虚内热，骨蒸潮热，盗汗遗精者，常与滋阴降火之熟地黄、知母、黄柏等同用；治疗阴虚阳亢，头晕目眩者，常与天冬、白芍、牡蛎等同用；治疗阴虚风动，舌干红降者，常与阿胶、鳖甲、生地黄等同用。

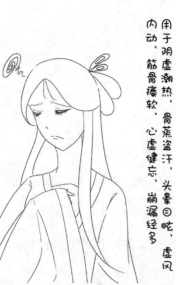

用于阴虚潮热，骨蒸盗汗，头晕目眩，虚风内动，筋骨痿软，心虚健忘，崩漏经多

2. 肾虚筋骨萎软，囟门不合　本品长于滋肾养肝，又能强健筋骨，所以多用于肾虚所致的筋

骨不健，腰膝酸软，小儿囟门不合，常与熟地黄、知母、锁阳等同用；也可以和紫河车、鹿茸、当归等补脾益肾、益精养血的药物同用。

3. 阴血亏虚，惊悸、失眠、健忘　本品归心肾经，又有养血补心、安神定志的功效，适用于阴血不足，心肾失养所致的惊悸、失眠、健忘，常与石菖蒲、远志、龙骨等药物同用。

4. 阴虚血热，崩漏经多　本品滋养肝肾，性质寒凉，所以可以固冲任，清热止血，可以用于治疗阴虚血热，冲任不固所导致的崩漏、月经过多，常与生地黄、黄芩、地榆等同用。

龟甲与鳖甲：两者均能滋阴清热，潜阳息风，用治阴虚发热、阴虚阳亢与阴虚风动等证，常相须为用。但比较其功力，相同之中略有差异，即滋阴以龟甲为主，潜阳则以鳖甲为长。故欲其滋阴为主之方多用龟甲；欲其退夜热早凉、骨蒸为主之方多用鳖甲。鳖甲能软坚散结，癥瘕积聚、疟母等症，则为鳖甲所治之长，而龟甲则无此作用。但龟甲能补肾健骨，治腰膝酸软，囟门不合，可以固经止血，养血补心等，而鳖甲较少应用。

【典籍拾粹】

（1）"大有补水制火之功。"（《本草通玄》）

（2）"壮肾水，退骨蒸，通任脉，潜虚阳。"（《本草便读》）

（3）"小儿囟门不合等症，服此皆能见效。"（《本草求真》）

【名方概览】

（1）镇肝息风汤。（《医学衷中参西录》）

（2）大补阴丸。（《丹溪心法》）

（3）大定风珠。（《温病条辨》）

（4）虎潜丸。（《丹溪心法》）

（5）枕中丹。（《备急千金要方》）

【便验采菁】

（1）治疗小儿脱肛：乌龟头放在瓦片上用文火焙干，然后研成细末，每天服2个，早晚各1个，白开水送服。（《新中医》）

（2）治疗月经过多：用龟甲30g（先煎），鹿角霜6g（冲服），党参15g，枸杞子、阿胶（烊冲）、生地、黄芪各9g，脐带1条，每日1剂，水煎服。（《上海医学》）

冬虫夏草

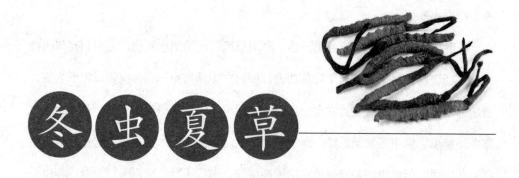

【药源解读】

本品为麦角菌科真菌冬虫夏草菌寄生在蝙蝠蛾科昆虫幼虫上的子座和幼虫尸体的干燥复合体。因本品形成过程的特殊性以及成品虫体似蚕，子座似草而得名。夏季，虫子将卵产于草丛的花叶上，随叶片落到地面。经过一个月左右孵化变成幼虫，便钻入潮湿松软的土层。土层里有一种虫草真菌的子囊孢子，它只侵袭那些肥壮、发育良好的幼虫。

幼虫受到孢子侵袭后钻向地面浅层，孢子在幼虫体内生长，幼虫的内脏就慢慢消失了，体内变成充满菌丝的一个躯壳，埋藏在土层里。经过一个冬天，到第二年春天来临，菌丝开始生长，到夏天时长出地面，成为一根"小草"，这样，幼虫的躯壳与"小草"共同组成了一个完整的"冬虫夏草"。

冬虫夏草入药，始载于《本草从新》，曰："四川嘉定府（今四川省乐山县）

所产者最佳。云南、贵州所出者次之。冬在土中，身活如老蚕，有毛能动，至夏则毛出土上，连身俱化为草。若不取，至冬则复化为虫。"夏季，子囊孢子从子囊内射出后形成牙管或从分身孢子产生牙管，寄入寄主幼虫体内生长，染病幼虫钻入土中，冬季形成菌核，菌核破坏了幼虫体内的器官，但虫体角皮仍完整无损。翌年夏季，从幼虫尸体前端伸出子座。夏初，在孢子未发散前挖出，晒干。

冬虫夏草与现代科技：冬虫夏草采用超低温多重灭菌技术，超声波快速清洗，确保冬虫夏草原料达到安全食用级标准，同时确保冬虫夏草的活性成分不被破坏。冬虫夏草的粉碎要用不同的方法，不同的粉碎力度、强度和时间，而且，在冬虫夏草粉碎过程中，会有高压、高速的粉碎撞击。如果粉碎时间过长，产生的温度与强大的压力等会造成很多冬虫夏草精华成分的损失和破坏。为了避免这种现象，研发人员经过无数次的实验，成功掌握了高效的超微粉碎技术及100%纯冬虫夏草粉压片技术。冬虫夏草的超微粉碎需要掌握一个最佳的粉碎粒度和粉碎时间，既最有利于冬虫夏草精华成分的析出，又能够保证成分不损失。因此，对于冬虫夏草这种特殊的物种，需要对不同部位的不同结构，将虫体和子座分开粉碎，分别采用与之相匹配的工艺，得到冬虫夏草细胞级超微破膜、破壁粉，而且，只有这样，冬虫夏草中的很多重要精华成分才能释放出来，实现最大价值。

【药性与功效】

味甘，性平。归肺、肾经。益肾壮阳，补肺平喘，止血化痰。

【功能与主治】

1.肾虚精亏，阳痿遗精，腰膝酸痛　本品补益肾精，有兴阳起痿之功。治疗肾阳不足，精血亏虚之阳痿遗精、腰膝酸痛，可以单用浸酒服用，或与淫羊藿、杜仲、巴戟天等药物同用。

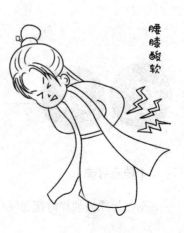

腰膝酸软

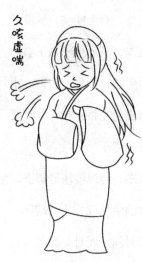

久咳虚喘

2.久咳虚喘，劳嗽痰血　本品甘平，为补益肺肾之佳品，功能补肾益肺、止咳化痰、止咳平喘。治疗咳痰出血，可以单用，或与沙参、川贝母、阿胶等同用；治疗肺肾两虚，气虚作喘者，可以和人参、黄芪、胡桃肉等同用。

此外，还可以用于病后体虚不复或自汗畏寒，可以将本品与鸡、鸭、猪肉等炖服，有补肾固本，补肺益卫的功效。

【典籍拾粹】

（1）"秘精益气，专补命门。"（《药性考》）

（2）"调经种子有专能。"（《重庆堂随笔》）

（3）"能治诸虚百损。"（《本草纲目拾遗》）

【便验采菁】

（1）治疗慢性支气管炎：冬虫夏草焙干研为散，每次4.5g，分2次开水冲服，2个月为1疗程。（《常用中草药新用途手册》）

（2）治疗肝硬化：人工冬虫夏草菌丝每日6～9g，装入胶囊，分3次口服，疗程为3个月。（《常用中草药新用途手册》）

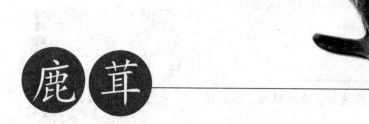

鹿茸

【药源解读】

本品为鹿科动物梅花鹿或马鹿的雄鹿未骨化密生茸毛的幼角。

雄鹿的嫩角没有长成硬骨时，带茸毛，含血液，叫作鹿茸，是一种贵重的中药，可用作滋补强壮剂，对治疗身体虚弱、神经衰弱等症有一定的疗效。关于鹿茸名字的由来，民间流传着一个有趣的传说。相传，从前山寨里有三兄弟，父母死了以后，他们就分了家。老大为人尖刻毒辣，老二为人吝啬狡诈，老三为人忠厚老实、勇敢勤劳，受到人们的称赞。分家时忠厚的老三争不过他们只好提着一个没有肉的鹿头回家了。按照寨规，不管谁打得野味，都要分一部分给大家尝尝。老三难办极了，鹿头上一点肉也没有，怎么分给大家呢？他想出一个办法：去借了一口大锅来，满满两挑水倒进去。然后就把鹿头放到锅里煮，由于太少，鹿角也不像过去那样砍下来扔掉了，而是都放进去熬成了一锅骨头汤，把汤给寨子里的每个乡亲都端去一碗。怪事出来了，吃了很多鹿肉的老大和老二没有把身子补好，而喝了鹿头汤的人，却个个觉得全身发热，手脚有了使不完的劲，人也强壮了。以后，人们反复试了几次，证明嫩鹿角确实有滋补身子的功效！因为嫩鹿角上长有很多茸毛，大家就把这种大补药叫作鹿茸了。

【药性与功效】

味甘、咸，性温。归肾、肝经。壮肾阳，益精血，强筋骨，调冲任，托疮毒。

【临床应用】

1.肾阳不足，精血亏虚，阳痿遗精，宫冷不孕，羸瘦，神疲，畏寒，眩晕，耳聋耳鸣　本品甘咸性温，入肾经，秉纯阳之性，具生发之气，可以补肾阳，益精血，宜用于肾阳亏虚，精血不足，症见阳痿遗精，宫冷不孕，体型羸瘦，神疲，畏寒，眩晕，耳鸣，耳聋等，可单用本品或配入复方；若治疗阳痿不举，小便频数，《普济方》中用本品与山药浸酒服用；治疗精血耗竭，面

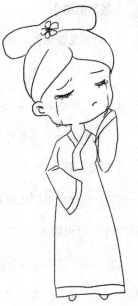

宫冷不孕

色黧黑，耳聋目昏等，可以和当归、熟地黄、枸杞子等配伍；治疗五劳七伤，元气不足，畏寒肢冷，阳痿早泄，宫冷不孕，小便频数等，常与人参、黄芪、当归同用。

2. 肾虚腰脊冷痛，筋骨萎软　本品入肝肾经，既补肾阳，又强筋骨，常用于肾虚骨弱，如筋骨萎软或小儿发育迟缓等，可以和五加皮、熟地黄、山茱萸等药物配伍同用。

3. 冲任虚寒，崩漏带下　本品补肾阳，益精血而兼能固冲止带，宜于冲任虚寒，崩漏不止，虚损羸瘦，常与山茱萸、龙骨、续断同用。若配伍桑螵蛸、菟丝子、沙苑子等，可治疗白带量多清稀。

4. 阴疽内陷不起，疮疡久溃不敛　本品补阳气、益精血而有托毒生肌之效，宜用于阴疽疮肿、内陷不起或疮疡久溃不敛，常与地黄、肉桂、白芥子等配伍。

【典籍拾粹】

（1）"峻补命门真元之要药。"（《本经逢原》）

（2）"大补肾脏精血，助元阳，通督脉。"（《本草便读》）

（3）"强筋健骨。"（《本草汇》）

【名方概览】

（1）参茸固本丸。（《中国医学大辞典》）

（2）加味地黄丸。（《医宗金鉴》）

（3）鹿茸散。（《证治准绳》）

（4）阳和汤。（《外科全生集》）

【便验采菁】

（1）治疗骨质增生足跟痛：鹿茸10g，配白酒500mL，放1周后备用，每次服10mL，每天服3次。（《偏方治大病》）

（2）治疗老年性骨质疏松：鹿茸每次2～5g，隔水炖服，或同鸡炖服。（《新中医》）

收涩药

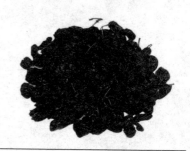

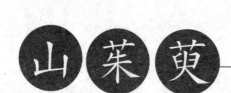

【药源解读】

本品为山茱萸科植物山茱萸的干燥成熟果肉。又名山萸肉、山芋肉、山于肉、杭芋肉、杭萸肉、山萸、山茱萸肉、蜀枣、蜀酸枣、鼠矢、鸡足、实枣儿、肉枣、药枣。

《雷公炮炙论》：凡使勿用雀儿苏，真似山茱萸，只是核八棱，不入药用。山茱萸核能滑精。陶弘景：山茱萸出近道诸山中。大树子、初熟未干，赤色如胡颓子，亦可噉。既干，皮甚薄，当以合核为用尔。

山茱萸这个名称最早出现在《神农本草经》中。在民间，关于山茱萸的名称由来还有一段传说。相传战国时期赵王有颈椎病，颈痛难忍，一位姓朱的御医用一种干果煎汤给赵王服用，很快使赵王解除病痛。而后赵王问朱御医用了什么灵丹妙药，朱御医回答是山萸果，如若坚持服用，不但可治愈颈椎疼痛，还可安神健脑、清热明目。赵王听后大喜，令人大种山萸。为了表彰朱御医的功绩，就将山萸更名为山朱萸，后来人们将山朱萸写成现在的山茱萸，并逐渐流传了下来。

【药性与应用】

味酸、涩，性微温。归肝、肾经。补益肝肾，收涩固脱。

【功能主治】

1.肝肾亏虚，眩晕耳鸣，腰膝酸痛，阳痿　本品酸涩微温质润，其性温而不燥，补而不峻，功善补益肝肾，既能益精，又可助阳，为平补阴阳之要药。治肝肾阴虚，头晕目眩，腰酸耳鸣者，常与熟地黄、山药等配伍；治命门火衰，腰膝冷痛，小便不利者，常与肉桂、附子等同用；治肾虚阳痿者，多与鹿茸、补骨脂、淫羊藿等药配伍，以补肾助阳。

2. 遗精滑精，遗尿尿频　本品既能补肾益精，又能固精缩尿。于补益之中又具有封藏的功效，为固精止遗之要药。治肾虚精关不固之遗精、滑精者，常与熟地黄、山药等同用，如六味地黄丸、肾气丸；治肾虚膀胱失约之遗尿、尿频者，常与沙苑子、覆盆子、桑螵蛸等药同用。

3. 月经过多，崩漏带下　本品入下焦，能补肝肾、固冲任以止血。治疗妇女肝肾亏损，冲任不固之崩漏、月经过多者，常与熟地黄、白芍、当归等药同用；若脾气虚弱，冲任不固而漏下不止者，常与龙骨、黄芪、白术等药同用，如固冲汤；若带下不止，可与莲子、芡实、煅龙骨等药配伍。

4. 大汗虚脱　本品酸涩性温，能敛汗固脱，为防止元气虚脱之要药。治大汗不止，体虚，久病虚脱者，常与人参、附子、龙骨等同用。

5. 内热消渴　本品能补益肝肾，治疗肝肾阴虚，内热消渴，常配伍黄精、枸杞子、天花粉等滋补肝肾、清热生津药同用。

【典籍拾粹】

（1）"敛正气而不敛邪气，与他酸敛之药不同。"（《医学衷中参西录》）

(2)"既能敛汗,又善补肝,是以肝虚极而元气将脱者服之最效。"(《医学衷中参西录》)

(3)"凡人身之阴阳气血将散者,皆能敛之。故救脱之药,当以萸肉为第一。"(《医学衷中参西录》)

【名方概览】

(1)小儿药证直诀。(《六味地黄丸》)

(2)肾气丸。(《金匮要略》)

(3)固冲汤。(《医学衷中参西录》)

(4)来复汤。(《医学衷中参西录》)

【便验采菁】

(1)治疗偏头痛:山茱萸6g,嚼服,每日2次。(《江苏中医》)

(2)治疗阳痿:重用山茱萸,配合熟地黄、肉桂、附子、鹿角胶等,水煎服,每日2次。(《中药临床新编》)

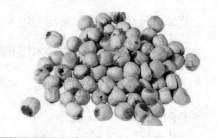

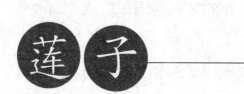

【药源解读】

本品为睡莲科植物莲的干燥成熟种子。又名莲实、莲肉,为睡莲科多年生水生草本植物莲的成熟种仁。

始载于《神农本草经》,"主补中、养神、益气力。"《本草纲目》:"莲之味甘,气温而性涩，秉清芳之气，得稼穑之味，乃脾之果也。土为元气之母，母气既和，津液相成，神乃自生，久视耐老，此其权舆也。昔人治心肾不交，劳伤白浊，有清心莲子饮；补心肾，益精血，有瑞莲丸，皆得此理。"

【药性与功效】

味甘、涩，性平。归脾、肾、心经。补脾止泻，止带，益肾涩精，养心安神。

【临床应用】

1. 脾虚泄泻　本品甘可补脾，涩能止泻，既可补益脾气，又能涩肠止泻，常与人参、茯苓、白术等药同用。

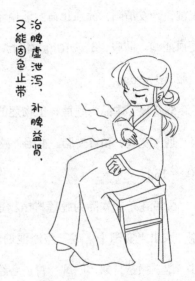

治脾虚泄泻，补脾益肾，又能固色止带

2. 带下　本品既能补脾益肾，又能固涩止带，补涩兼施，为治疗脾虚、肾虚带下的常用药。治疗脾虚带下者，常与茯苓、白术、山药等药物同用；治疗脾肾两虚，带下清稀、腰膝酸软者，可以和山茱萸、山药、芡实等药物同用。

3. 肾虚遗精滑精，遗尿尿频　本品味甘而涩，入肾经可以益肾固精。治疗肾虚精关不固所致的遗精、滑精，常与芡实、龙骨等用。

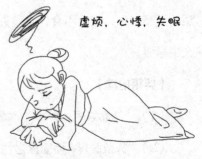

虚烦，心悸，失眠

4. 虚烦，心悸，失眠　本品甘平，入心肾经，能养心益肾，交通心肾而宁心安神。治疗心肾不交所致的虚烦、心悸、失眠，常与酸枣仁、茯神、远志等药物同用。

附药：

1. 莲须　本品为睡莲科植物莲的干燥雄蕊。性味甘、涩；归心肾经。固肾涩精。适用于遗精滑精，带下，尿频。煎服，3～5g。

2. 莲房　本品为睡莲科植物莲的干燥花托。性味苦、涩，温；归肝经。化瘀止血。适用于崩漏，尿血，痔疮出血，产后瘀阻，恶露不尽。煎服，5～10g。炒炭用。

3. 莲子心　本品为睡莲科植物莲的成熟种子中的干燥幼叶及胚根。性味苦，寒；归心、肾经。清心安神，交通心肾，涩精止血。适用于热入心包，神昏谵语，心肾不交，失眠遗精，血热吐血。煎服，2～5g。

4. 荷叶　本品为睡莲科植物莲的干燥叶。性味苦，平；归肝、脾、胃经。清暑化湿，升发清阳，凉血止血。适用于暑热烦渴，暑湿泄泻，脾虚泄泻，血热吐衄，便血崩漏。煎服，3～10g。荷叶炭，收湿化瘀止血，适用于出血症和产后血晕，煎服，3～6g。

5. 荷梗　本品为睡莲科植物莲的干燥叶柄及花柄。性味苦，平；归肺、脾、胃经。通气宽胸，和胃安胎。主治外感暑湿、胸闷不畅、妊娠呕吐、胎动不安。煎服，10～15g。

6. 石莲子　本品为睡莲科植物莲老熟的果实。10月间当莲子成熟时，割下莲蓬，取出果实晒干，或于整修池塘时拾取落于淤泥中之莲实，洗净，晒干。性味甘、涩、微苦，寒；归脾、胃、心经。清湿热，开胃进食，清心宁神，涩精止遗。适用于噤口痢，呕吐不食，心烦失眠，遗精，尿浊，带下。煎服，9～12g。虚寒久痢忌服。

【典籍拾粹】

（1）"补而兼固。"（《本草便读》）

（2）"甚益脾胃，而固涩之性，最宜滑泄之家，遗精、便溏极有良效。"（《玉楸药解》）

（3）"交水火而媾心肾，安静上下君相火邪。"（《本草备要》）

【名方概览】

（1）金锁固精丸。（《医方集解》）

（2）参苓白术散。（《太平惠民和剂局方》）

【便验采菁】

治疗产后子宫收缩痛：莲蓬壳10个，文火煎汤，睡前温服，每日1次，连服2次。（《中国民间百草良方》）

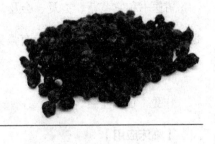

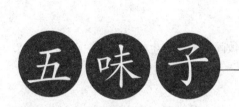

【药源解读】

本品为木兰科植物五味子的干燥成熟果实。习称"北五味子"。秋季果实成熟时采摘，晒干或蒸后晒干，除去果梗和杂质。始载于《神农本草经》。《黄帝内经》云："酸入肝，苦入心，甘入脾，辛入肺，咸入肾。"五味子五味俱全，孙思邈有"五月常服五味子以补五脏之气"之说。明代李时珍认为："五味子酸或入肝而补肾，辛、苦入心而补肺，甘入中宫益脾胃。"李士材云："五味子入肺、肾经，滋肾经不足之水，收肺气耗散之金，除烦热，生津止渴，补虚劳，益气强阴。"故誉为"生津之要药，收敛之妙剂"。清朝光绪皇帝遵循孙真人之训，六月常服五味子，以益肺金之气，上则滋源，下则滋肾。用五味子八两，浸半日，煮烂去渣，熬成饴加蜜收膏，以作强身补益。

《雷公炮炙论》：（五味子）凡小颗皮皱泡者，有白色盐霜一重，其味酸咸苦辛甘味全者真也。《本草纲目》：五味，今有南北之分，南产者色红，北产者色黑。入滋补药，必用北产者乃良。亦可取根种之，当年就旺，若二月种子，次年乃旺，须以架引之。

五味子分为南、北二种。宋朝名医苏颂这样形容过五味子："五味子皮肉甘、酸，核中辛、苦，都有咸味，此则五味见也。"所以五味子由此得名。秋季果实成熟时采摘，晒干或蒸后晒干，除去果梗及杂质。《新修本草》载"五味皮肉甘酸，核中辛苦，都有咸味"，故有五味子之名。

古医书称它荎藸、玄及、会及，最早列于《神农本草经》上品中药，能滋补，助强壮之力，药用价值极高，有强身健体之效。

【药性与功效】

味酸、甘，性温。归肺、心、肾经。收敛固涩，益气生津，补肾宁心。

【临床应用】

1. 久咳虚喘　本品味酸收敛，甘温而润，能上敛肺气，下滋肾阴，为治疗久咳虚喘之要药。治肺虚久咳，可与黄芪、罂粟壳等同用；治肺肾两虚之喘咳，常与山茱萸、熟地黄、山药等药同用；本品长于敛肺止咳，配伍麻黄、细辛、干姜等，可用于寒饮咳喘证。

2. 梦遗遗精，遗尿尿频　本品甘温而涩，入肾经，能补肾涩精止遗，为治肾虚精关不固之遗精滑精及遗尿尿频之常用药。治滑精者，可与桑螵蛸、附子、龙骨等同用；治梦遗者，常与麦冬、山茱萸、熟地黄等同用。

3. 久泻不止　本品味酸涩性收敛，能涩肠止泻。治脾肾虚寒，久泻不止，《普济本事方》以之与吴茱萸同炒香研末，米汤送服；或与补骨脂、肉豆蔻、吴茱萸同用，如四神丸。

4. 自汗、盗汗　本品五味俱全，以酸为主，善于敛肺止汗。治自汗、盗汗者，可与麻黄根、牡蛎等同用。

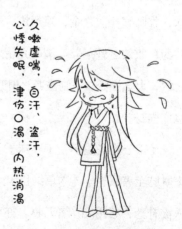

久嗽虚喘，自汗、盗汗，津伤口渴，内热消渴，心悸失眠

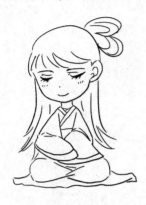
补益心肾，宁心安神

5.津伤口渴，内热消渴　本品甘以益气，酸能生津，具有益气生津止渴之功。治热伤气阴，汗多口渴者，常与人参、麦冬同用，如生脉散；治阴虚内热，口渴多饮之消渴证，多与山药、知母、天花粉等同用，如玉液汤。

6.心悸失眠　本品既能补益心肾，又能宁心安神。治阴血亏损，心神失养，或心肾不交之虚烦心悸、失眠多梦，常与麦冬、丹参、酸枣仁等同用。

【典籍拾粹】

（1）"入肺肾二经，收敛耗散之金，资助不足之水。"（《本草蒙筌》）

（2）"能敛汗液之耗亡。"（《本草便读》）

（3）"乃生津之要药。"（《雷公炮制药性解》）

【名方概览】

（1）五味子丸。（《卫生家宝方》）

（2）小青龙汤。（《伤寒论》）

（3）桑螵蛸丸。（《世医得效方》）

（4）五味子散。（《普济本事方》）

（5）生脉散。（《内外伤辨惑论》）

（6）玉液汤。（《医学衷中参西录》）

（7）天王补心丹。（《摄生秘剖》）

【便验采菁】

（1）催产：70%五味子酊每次20～25滴，每小时服1次，连服3次。（《中药新用》）

（2）治疗冠心病：取五味子、元胡、黄芪，按照一定比例制成片剂，每日3次，每次4片，1个月为1疗程。（《常用中草药新用途手册》）

附 录

中药彩图

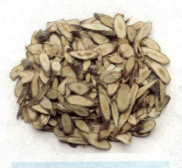

桂枝

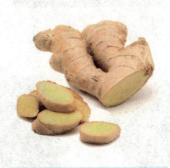

生姜

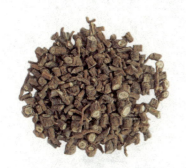

柴胡

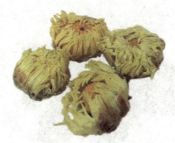

菊花

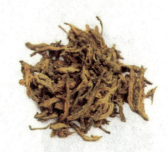

黄连

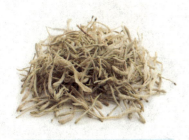

金银花

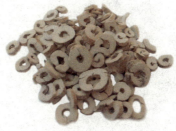

牡丹皮

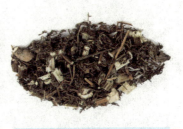

青蒿

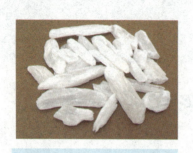
石膏

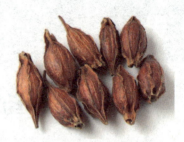
栀子

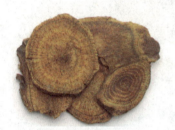
大黄

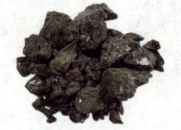
芦荟

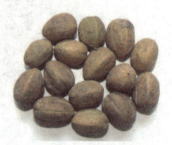
巴豆霜

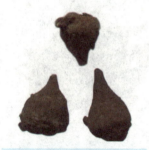
川乌

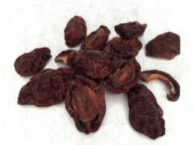
木瓜

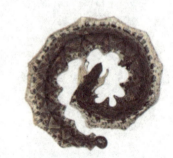
蕲蛇

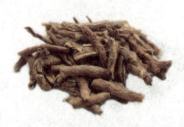
五加皮

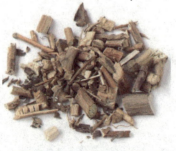
广藿香

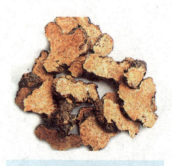
苍术

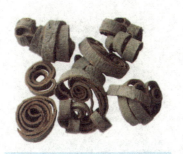
厚朴

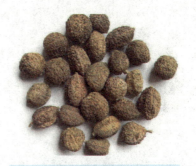
砂仁

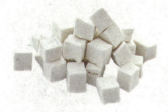
茯苓

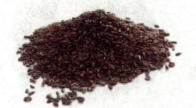
车前子

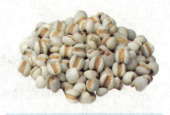
薏苡仁

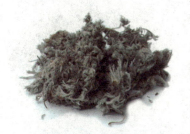
茵陈

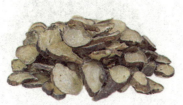
附子

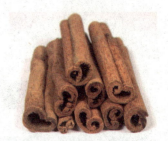
肉桂

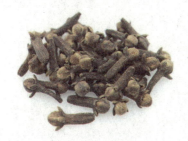
丁香

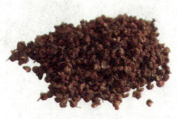
花椒

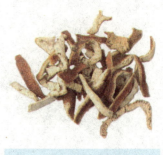
陈皮

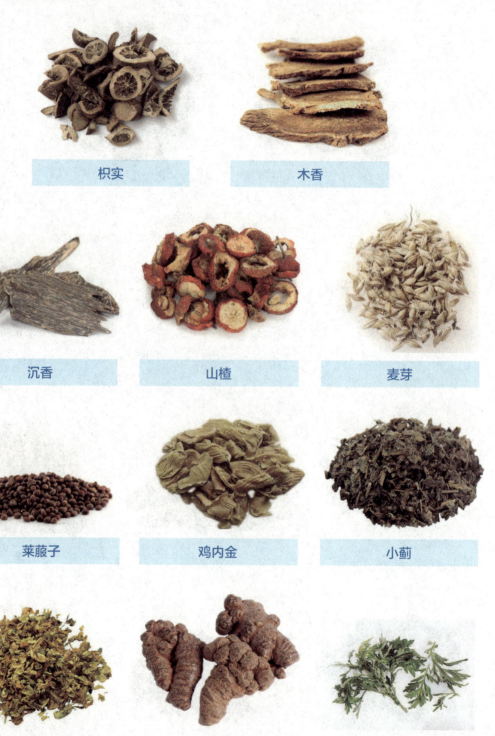

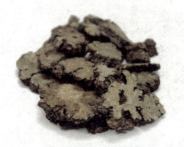
川芎

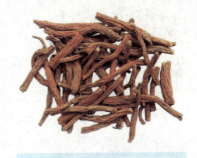
丹参

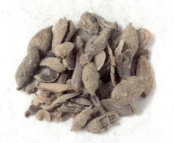
郁金

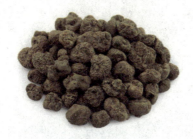
延胡索

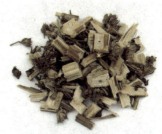
益母草

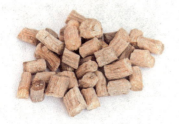
牛膝

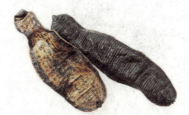
水蛭

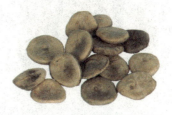
马钱子

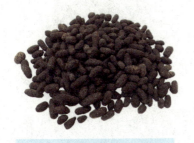
五灵脂

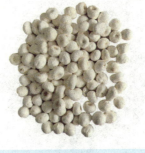
半夏

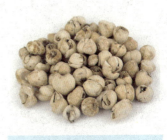
川贝母

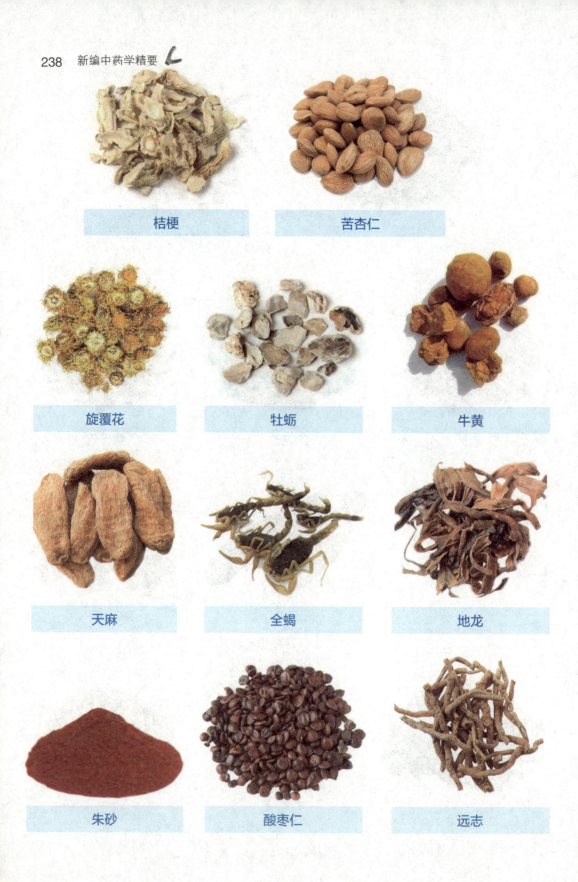

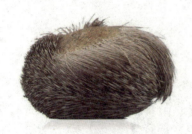
麝香

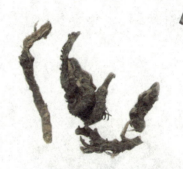
石菖蒲

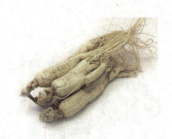
人参

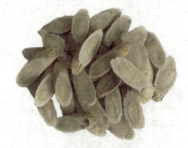
黄芪

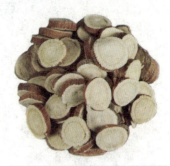
甘草

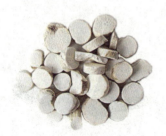
山药

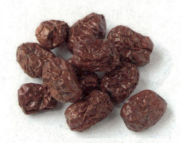
大枣

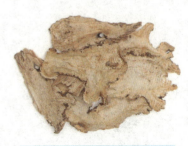
当归

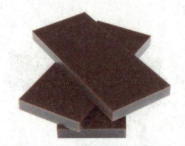
阿胶

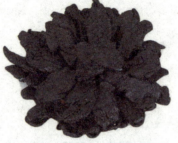
熟地黄

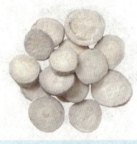
白芍

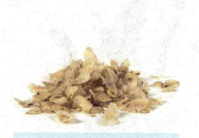
百合

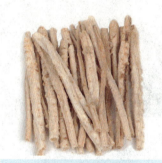
北沙参

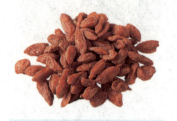
枸杞子

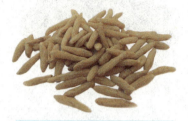
麦冬

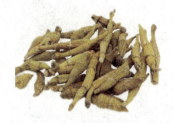
石斛

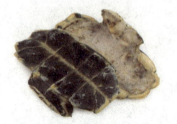
龟甲

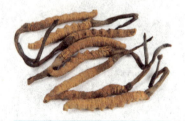
冬虫夏草

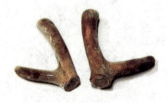
鹿茸

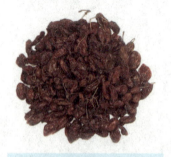
山茱萸

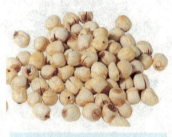
莲子

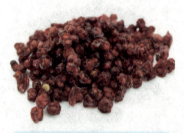
五味子